BARBARA BONISOLLI

LEICHTER GENUSS

FÜR DEN THERMOMIX®

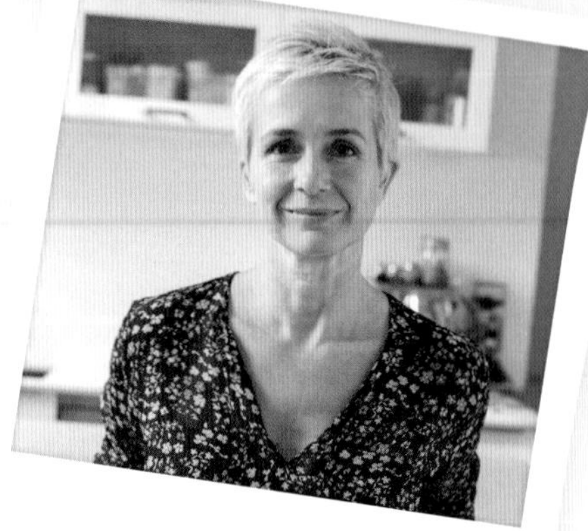

Liebe Leser,

ich denke, wir alle kennen den Moment, zu dem wir essenstechnisch gern mal die Bremse einlegen wollen. Wenn wir stressige Zeiten haben, in denen wir uns gar nicht so recht um uns und unser Wohlbefinden kümmern können und die Sache mit der gesunden Ernährung völlig aus dem Ruder läuft.

Mit dem Thermomix® gibt es jetzt wirklich keine Ausrede mehr. Blitzschnell lassen sich leichte Gerichte zaubern, die man auch problemlos mitnehmen kann. Lieblose Sandwiches unterwegs oder im Büro gehören endlich der Vergangenheit an. Packen Sie es an! Packen Sie Ihr Essen ein und genießen Sie auch im Alltag leichte, abwechslungsreiche Küche. Lassen Sie sich inspirieren und werden Sie selber kreativ. Verstehen Sie meine Rezepte als Grundgerüst und variieren Sie ganz nach Ihrem Geschmack. Alle Zutaten bekommen Sie im Bioladen oder in gut sortierten Supermärkten.

Viele meiner Lieblingsrezepte haben den Weg in dieses Buch gefunden. Ich wünsche Ihnen viel Spaß damit!

Herzlichst
Ihre Barbara Bonisolli

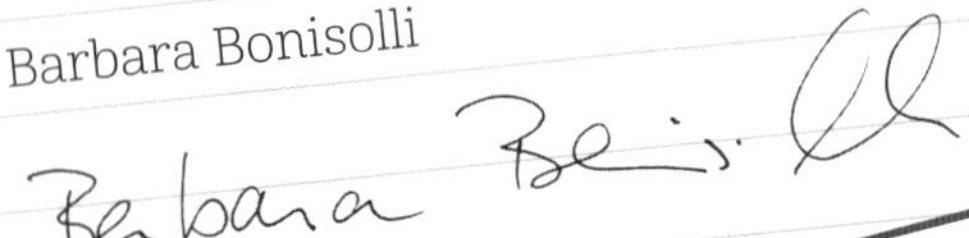

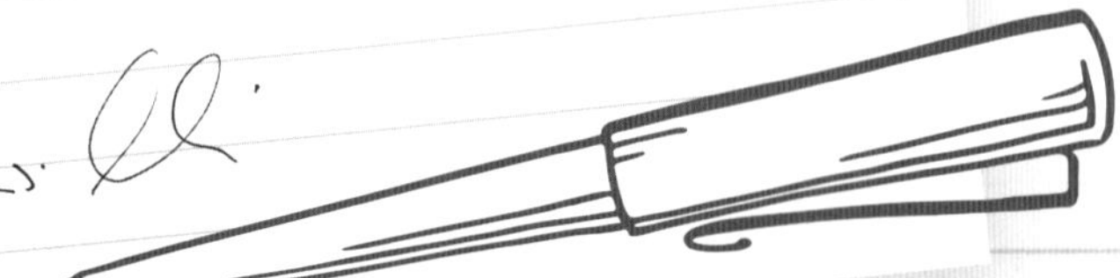

INHALT

· ALLES AUF EINEN BLICK ·

„MORGENSTUND HAT
GOLD IM MUND", HEISST
ES DOCH SO SCHÖN –
NUR NICHT FÜR
DIEJENIGEN, DIE MORGENS
NUR MÜHSAM UNTER DER
GEMÜTLICHEN BETTDECKE
HERVORKRIECHEN.
SOBALD ABER
EIN HERRLICH FRISCHES
FRÜHSTÜCK LOCKT,
VERGOLDET DAS EINFACH
JEDEN NOCH SO MÜDEN
MORGEN.

FIT

IN DEN NEUEN TAG

· MIT WEIZENKEIMEN UND MANDELMILCH ·

PORRIDGE

FÜR 4 PERSONEN · CA. 10 MIN. ZUBEREITUNG · 7 MIN. GAREN

100 g kernige Haferflocken
70 g Weizenkeime (aus dem Bioladen; ersatzweise Weizenkleie)
500 g Mandelmilch
1 Banane
1 Apfel
1 Msp. Zimtpulver
1 EL Ahornsirup

Pro Portion:
ca. 286 kcal
10 g EW; 6 g F; 43 g KH

Die Haferflocken, die Weizenkeime und die Mandelmilch in den Mixtopf einwiegen und 7 Minuten / Linkslauf / 90 °C / Stufe 1 köcheln lassen, dabei den Messbecher absetzen.

Die Banane in grobe Stücke schneiden und 10 Sekunden / Stufe 3 unter das Porridge heben.

Den Apfel waschen und vierteln, dabei das Kerngehäuse entfernen. Das Fruchtfleisch in schmale Spalten schneiden.

Das Porridge noch warm in Schälchen verteilen, mit Zimt bestreuen und mit den Apfelspalten und dem Ahornsirup servieren.

TIPP

Wer möchte, kann den Apfel auch mitgaren. Dazu den Apfel waschen, entkernen, als Erstes in den Mixtopf geben und 4 Sekunden / Stufe 4 zerkleinern. Dem Rezept weiter folgen.

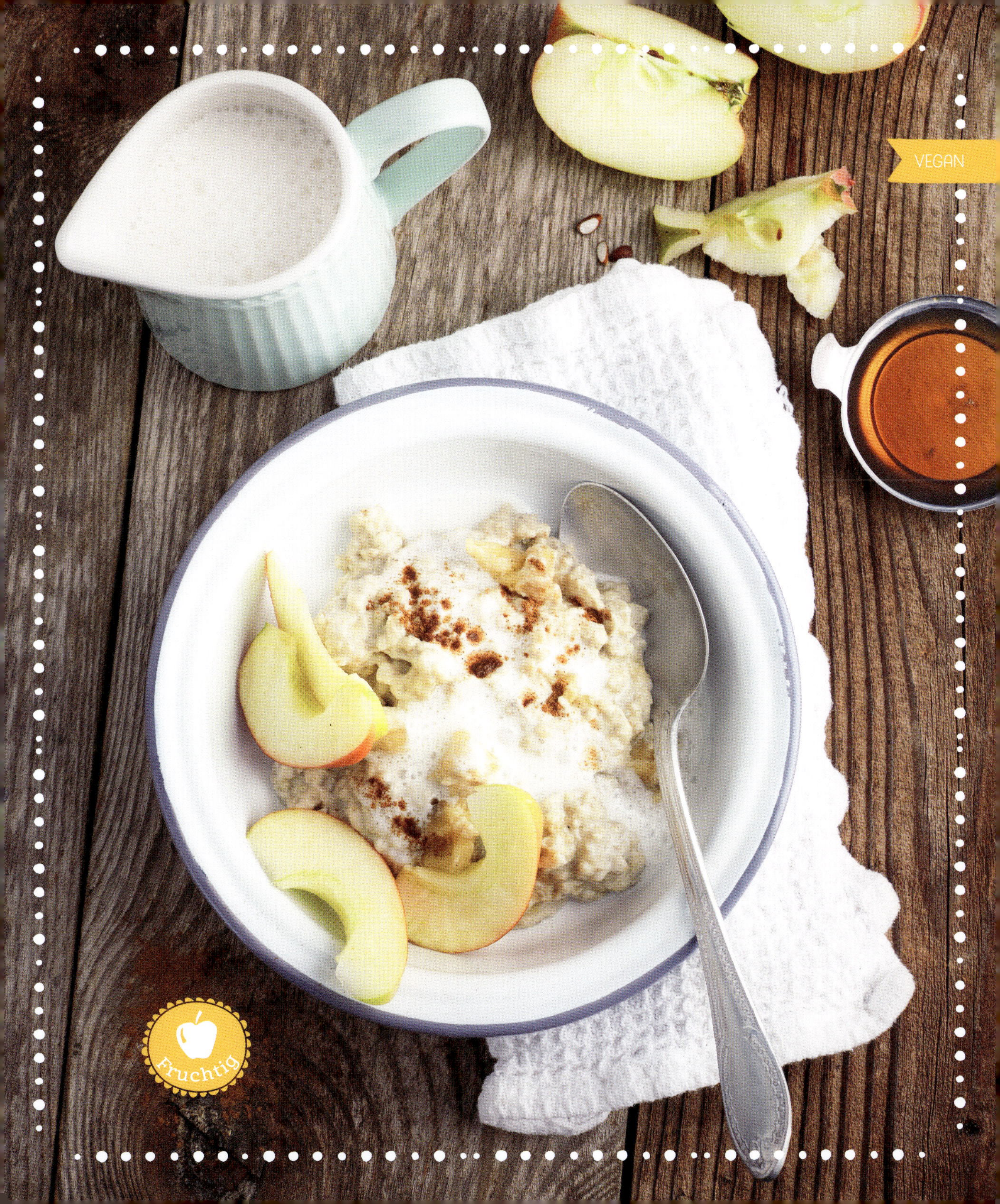
VEGAN
Fruchtig

. MIT ORANGEN-DATTEL-KOMPOTT .

HIRSEBREI

FÜR 4 PERSONEN · CA. 10 MIN. ZUBEREITUNG · 15 MIN. GAREN

200 g Hirse
600 g Orangensaft
Salz
2 Orangen
6 Datteln (ohne Kern)
3 EL Honig
½ TL Vanillemark
4 EL Naturjoghurt

Pro Portion:
ca. 361 kcal
9 g EW; 4 g F; 70 g KH

Die Hirse und den Orangensaft in den Mixtopf einwiegen, 1 Prise Salz dazugeben und alles erst 10 Minuten / 100 °C / Linkslauf / Stufe 1 garen, dann 5 Minuten im geschlossenen Mixtopf ausquellen lassen.

Inzwischen die Orangen so großzügig schälen, dass auch die weiße Haut mit entfernt wird. Die Filets zwischen den einzelnen Trennhäuten herausschneiden, den austretenden Saft in einem Topf auffangen und den Rest der Orangen gut ausdrücken. Die Datteln in Scheiben schneiden. Den Orangensaft erwärmen, die Datteln, die Orangenfilets, den Honig und das Vanillemark dazugeben und aufkochen lassen.

Den Hirsebrei auf vier Schälchen verteilen, je 1 EL Joghurt in die Mitte setzen und das Orangen-Dattel-Kompott darübergeben.

TIPP

Wer es morgens eilig hat, der kann das Orangen-Dattel-Kompott auf Vorrat vorkochen und gut verschlossen in einem Glas im Kühlschrank aufbewahren. Der Brei kocht sich ja quasi schon von selbst ...

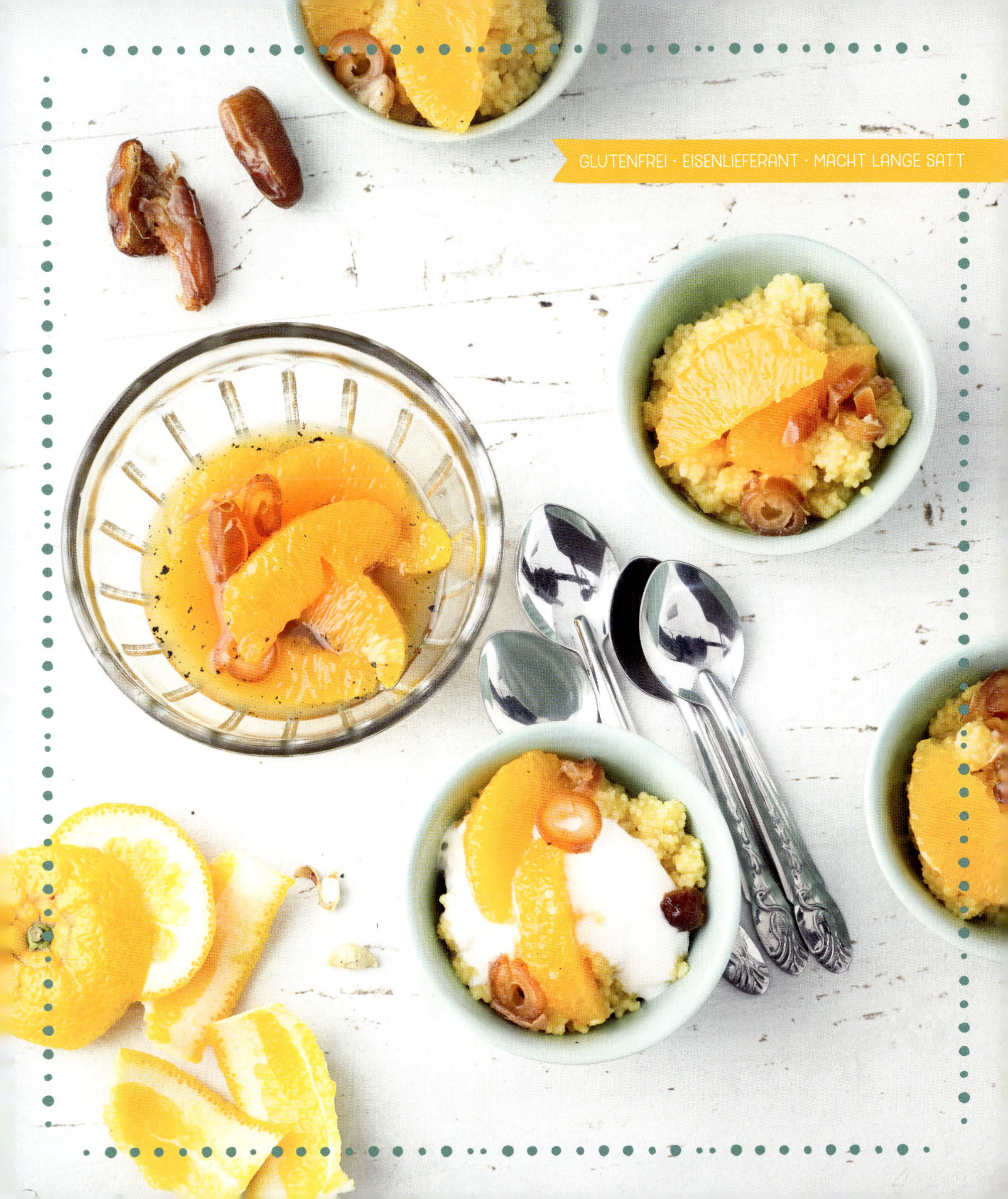
GLUTENFREI · EISENLIEFERANT · MACHT LANGE SATT

. MIT MANGO UND HONIGSESAM .

KOKOSREIS

FÜR 4 PERSONEN · CA. 10 MIN. ZUBEREITUNG · 40 MIN. GAREN

400 g Kokosmilch
400 g Milch
Salz
40 g Kokosmus (aus dem Bioladen; siehe Tipp)
40 g Zucker
2 Kardamomkapseln
200 g Risottoreis
3 EL helle Sesamsamen
1 EL Honig
1 reife Mango

Pro Portion:
ca. 654 kcal
11 g EW; 35 g F; 70 g KH

Die Kokosmilch und die Milch im Mixtopf 8 Minuten / 100 °C aufkochen. 1 Prise Salz, das Kokosmus, den Zucker, den Kardamom und den Reis mit in den Mixtopf geben und erst 30 Minuten/Linkslauf/90 °C garen, dann 10 Minuten im geschlossenen Mixtopf ausquellen lassen.

Inzwischen den Sesam in einer Pfanne ohne Fett duftend anrösten. Die Pfanne vom Herd nehmen, den Honig hinzufügen und gut untermischen.

Die Mango schälen, das Fruchtfleisch auf den flachen Seiten vom Stein schneiden und in kleine Würfel schneiden.

Zum Servieren den Kardamom wieder aus dem Kokosreis entfernen. Den Reis auf Schüsseln verteilen und warm oder kalt mit den Mangowürfeln und dem Honigsesam servieren.

TIPP

Wer es weniger gehaltvoll möchte, ersetzt die Milch durch Wasser und reduziert den Anteil an Kokosmus. Der Kokosreis ist dann immer noch lecker, aber nicht mehr ganz so geschmacksintensiv.

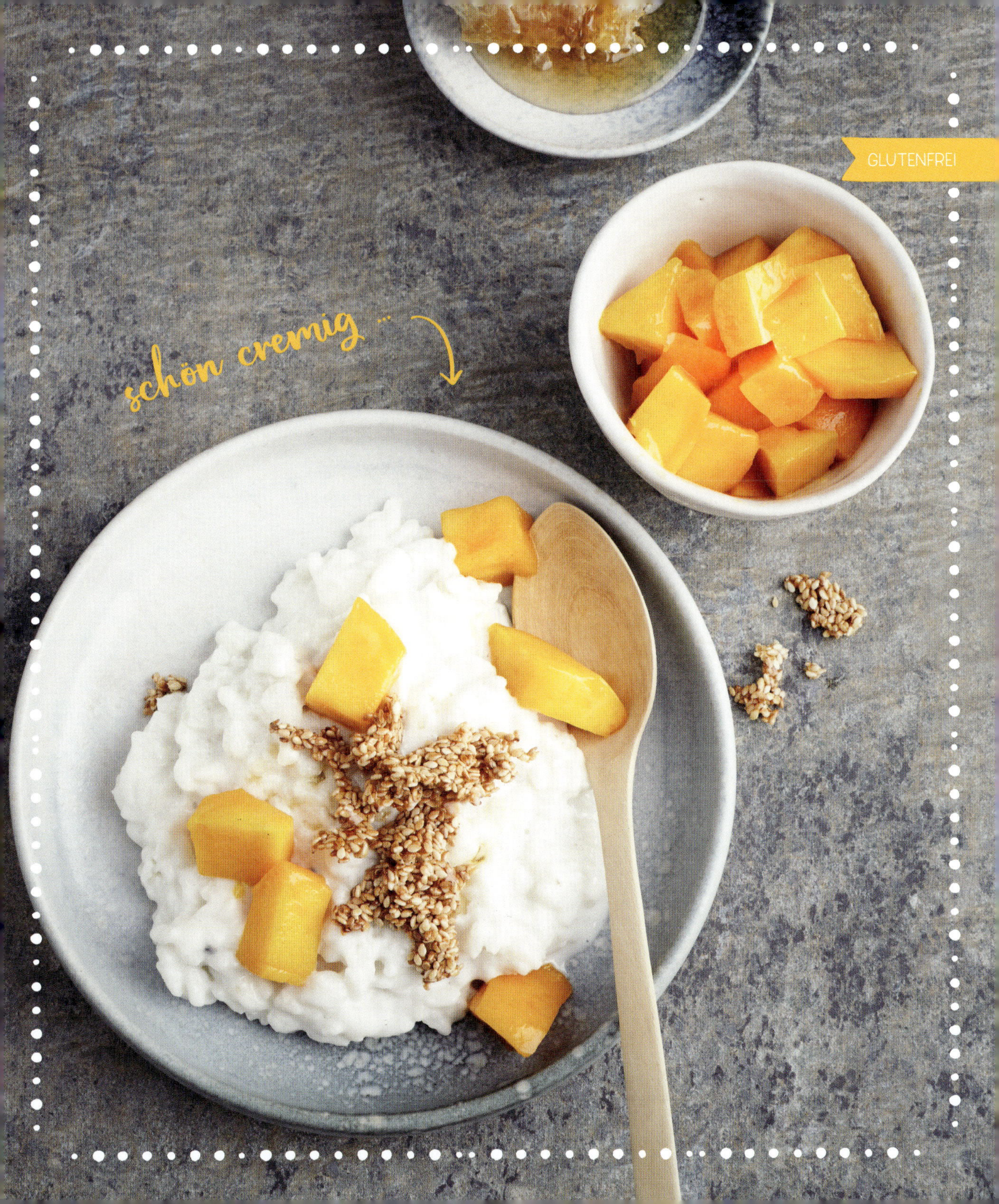
GLUTENFREI
schön cremig …

SMOOTHIES

Mit der leistungsstarken Küchenmaschine verläuft die Smoothie-Produktion superfix und supereinfach. Das Ergebnis: superlecker!

Die Variationsmöglichkeiten für Smoothies sind schier unbegrenzt und fantasievolles Ausprobieren ist ausdrücklich erwünscht. Smoothies sollten möglichst frisch ins Glas wandern, denn dann sind die gesunden Inhaltsstoffe noch in großer Menge vorhanden.

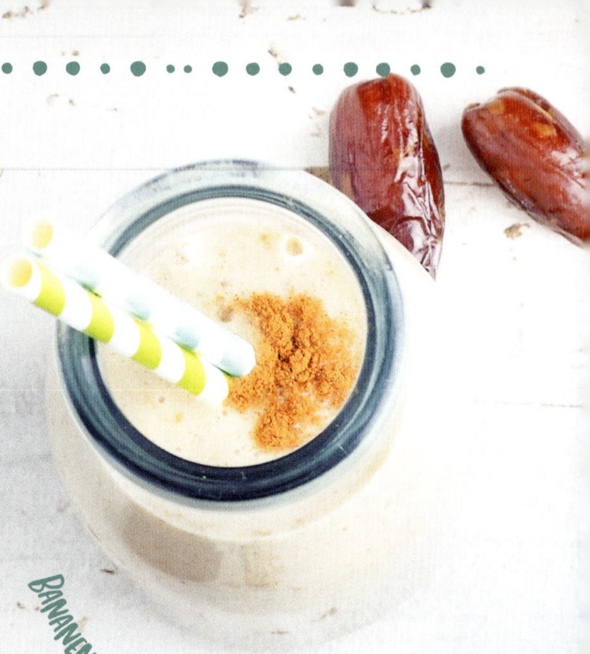

BANANEN-SMOOTHIE MIT DATTELN

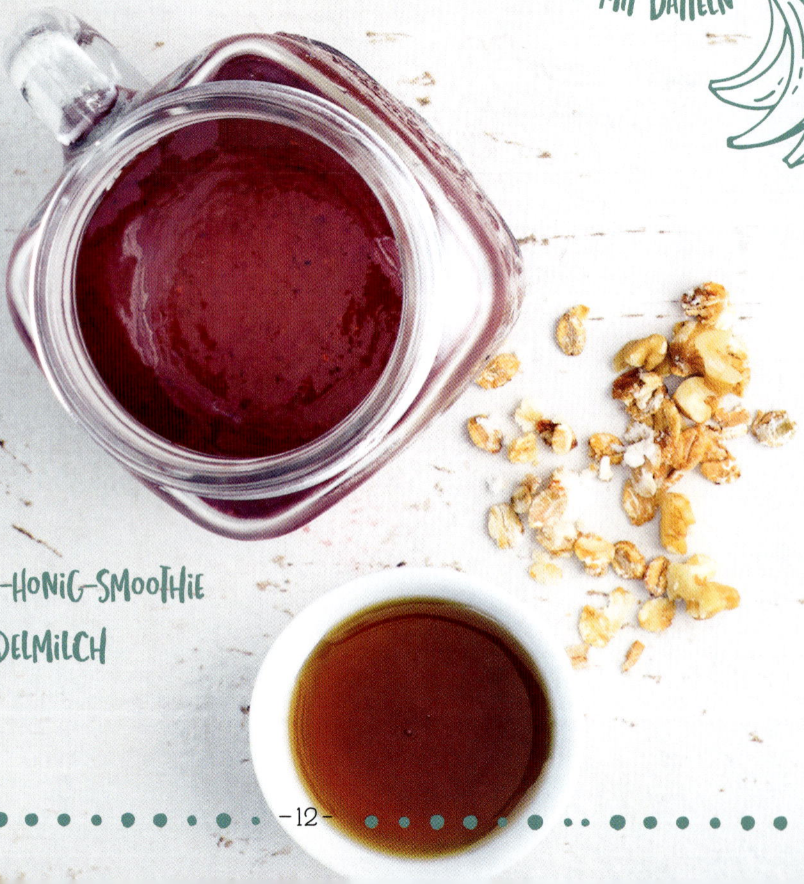

BLAUBEER-HONIG-SMOOTHIE MIT MANDELMILCH

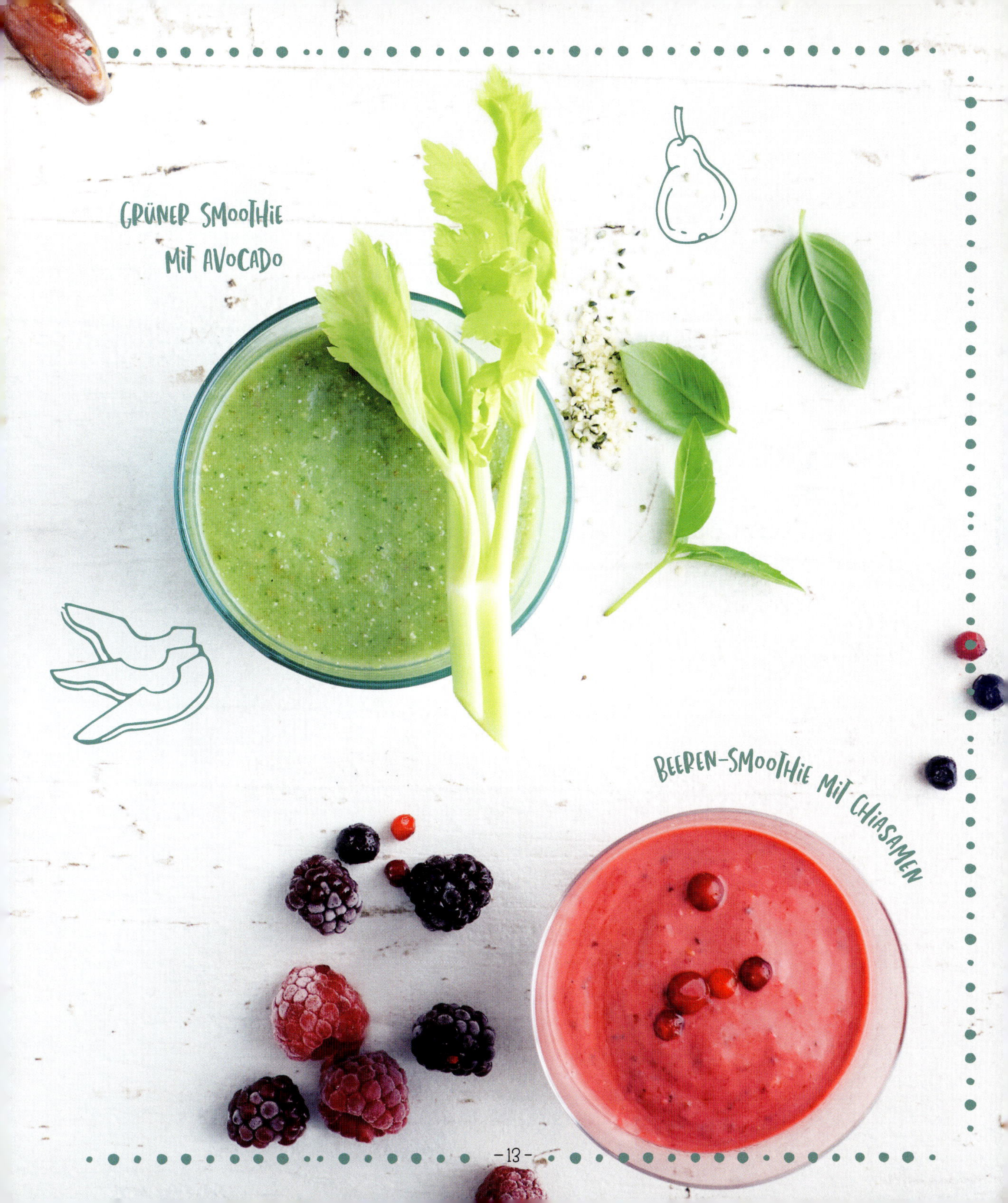
GRÜNER SMOOTHIE
MIT AVOCADO
BEEREN-SMOOTHIE MIT CHIASAMEN

· MIT DATTELN ·

BANANEN-SMOOTHIE

FÜR 4 PERSONEN · CA. 5 MIN. ZUBEREITUNG

3 reife Bananen schälen und in den Mixtopf geben. **3 EL Erdmandelmehl** (aus dem Bioladen; ersatzweise 2 EL Cashewkerne), **4 Datteln** (ohne Stein), **500 g Milch**, **1 Handvoll Eiswürfel**, **1 Prise Zimtpulver** und **1 Prise gemahlenen Kardamom** mit in den Mixtopf einwiegen und 30 Sekunden / Stufe 10 ansteigend fein pürieren.

TIPP: Wer möchte, kann die Milch durch Orangensaft ersetzen.

Sollte vom Smoothie wirklich mal etwas übrig bleiben, lassen sich die Reste in kleinen Popsicle-Förmchen einfrieren – köstliches Eis am Stiel.

· MIT MANDELMILCH ·

BLAUBEER-HONIG-SMOOTHIE

FÜR 4 PERSONEN · CA. 5 MIN. ZUBEREITUNG

500 g Blaubeeren (tiefgekühlt), **3 EL Ahornsirup**, **3 EL Nussgranola** (siehe S. 16), **450 g Mandelmilch** und **1 Prise Zimtpulver** in den Mixtopf einwiegen und 20 Sekunden / Stufe 8 ansteigend pürieren.

TIPP: Leckere Alternative: Blaubeeren mit 1 EL Honig und 50 g Mandelmilch 20 Sekunden / Stufe 8 ansteigend pürieren. In kleine Schälchen verteilen, mit Nussgranola und 1 Prise Zimtpulver bestreuen – fertig ist ein köstliches, leichtes Dessert.

. MIT AVOCADO .

GRÜNER SMOOTHIE

FÜR 4 PERSONEN · CA. 5 MIN. ZUBEREITUNG

2 Äpfel und **2 Birnen** waschen und vierteln, dabei die Kerngehäuse entfernen. **100 g Spinat** verlesen, waschen und trocken schütteln. **80 g Staudensellerie** waschen und in kleine Stücke schneiden. **1 reife Avocado** halbieren und den Kern entfernen. Die Avocadohälften schälen und das Fruchtfleisch in Stücke schneiden. **2 Stiele Basilikum** waschen, trocken schütteln und die Blätter abzupfen. Alle vorbereiteten Zutaten mit **8 Datteln** (ohne Stein), **2 EL geschälten Hanfsamen**, **Saft von 1 Limette** und **500 g Wasser oder Eiswürfeln** in den Mixtopf einwiegen und 25 Sekunden / Stufe 8 ansteigend pürieren.

. MIT CHIASAMEN .

BEEREN-SMOOTHIE

FÜR 4 PERSONEN · CA. 5 MIN. ZUBEREITUNG

500 g gemischte Beeren (tiefgekühlt), **3–4 EL Honig**, **2 EL Chiasamen**, **1 EL Haferflocken**, **1 TL Vanillepulver** und **250 g Joghurt** mit **50 g Wasser** in den Mixtopf einwiegen und 20 Sekunden / Stufe 8 ansteigend fein pürieren.

TIPP: Wer möchte, kann den Joghurt durch Mandelmilch ersetzen. Den Smoothie am besten sofort nach der Zubereitung trinken: Die Chiasamen quellen sehr stark auf, wodurch der Smoothie schnell dickflüssig wird. Falls das passiert, einfach noch ein bisschen Flüssigkeit hinzufügen und den Smoothie nochmals kurz aufmixen.

· MIT CHIASAMEN ·

NUSSGRANOLA

FÜR CA. 700 G · CA. 5 MIN. ZUBEREITUNG · 15 MIN. GAREN

250 g gemischte Nusskerne (z.B. Haselnuss, Walnuss, Macadamia, Cashew, Pekannuss, Pistazien)
50 g Kokosfett
120 g Honig (oder Ahornsirup)
100 g Fünfkorn-Flocken
30 g helle Sesamsamen
30 g Chiasamen
30 g Buchweizenkerne (aus dem Bioladen oder Reformhaus)
60 g Hanfsamen (aus dem Bioladen oder Reformhaus)
3 EL Kokosmehl (aus dem Bioladen oder Reformhaus)
50 g Kokoschips
1 TL Vanillepulver
20 g gehackte Kakaonibs
1 Prise Zimtpulver
1 Prise Salz

Pro Portion (48 g):
ca. 242 kcal
8 g EW; 16 g F; 14 g KH

Den Backofen auf 175 °C Umluft vorheizen. Die Nüsse im Mixtopf 2 Sekunden / Stufe 8 grob zerkleinern. Die restliche Zutaten in den Mixtopf einwiegen und 2 Minuten / Linkslauf / 40 °C / Stufe 2 untermischen.

Die Nussmischung auf einem mit Backpapier belegten Backblech verteilen und gut festdrücken.

Das Nussgranola im Ofen auf der mittleren Schiene 15 Minuten knusprig backen, während der Backzeit einmal umrühren. Herausnehmen, abkühlen lassen und luftdicht verpackt aufbewahren. Das Granola hält bis zu 6 Wochen.

TIPP

Schmeckt großartig solo mit Milch oder Joghurt, mit Früchten, im Smoothie oder als Topping zu Eis und Milchreis.

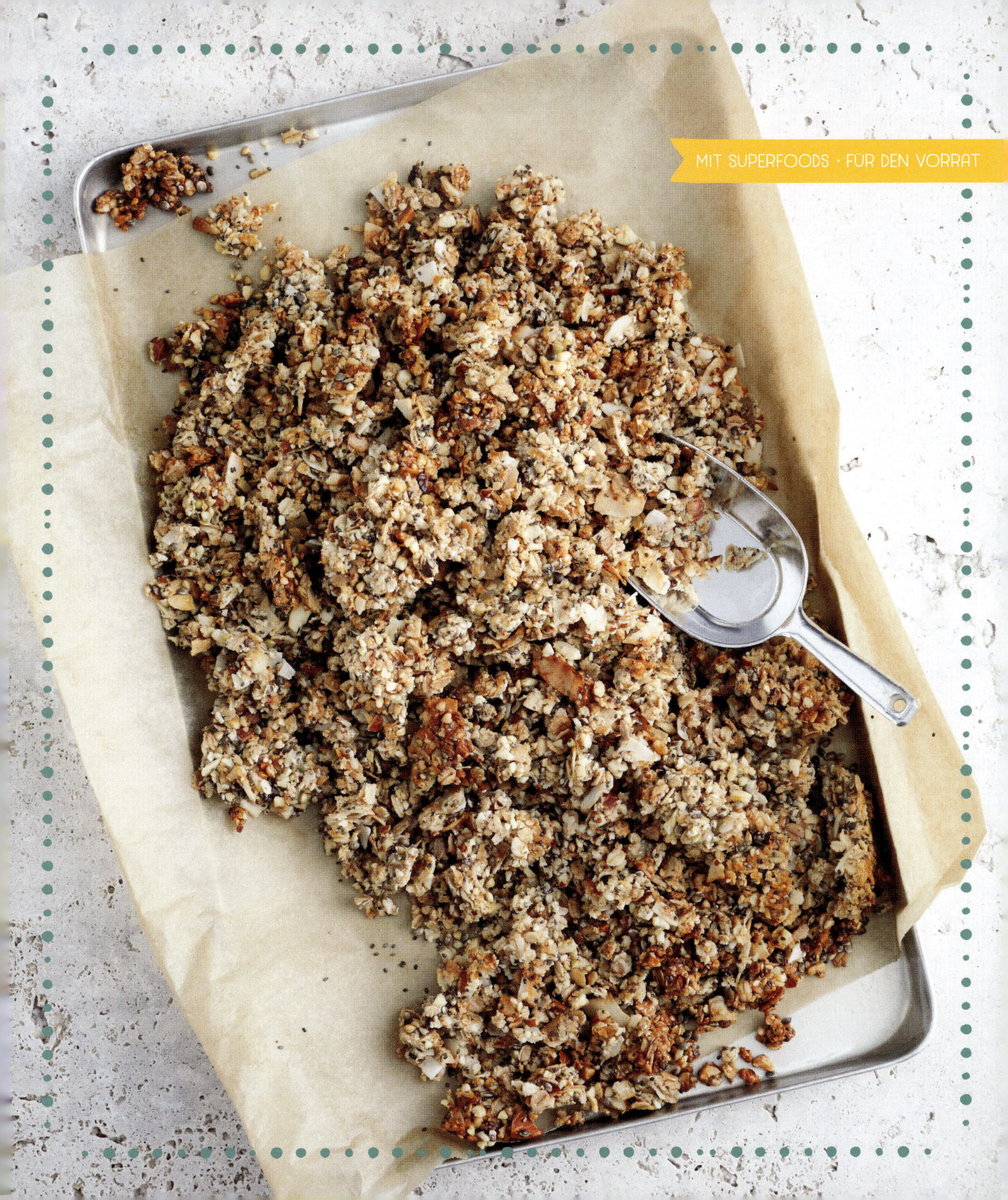
MIT SUPERFOODS · FÜR DEN VORRAT

. MIT AHORNSIRUP .

MANDEL-APRIKOSEN-BÄLLCHEN

FÜR 24 STÜCK · CA. 15 MIN. ZUBEREITUNG · 40 MIN. EINWEICHEN

200 g getrocknete Aprikosen
100 g blanchierte ganze Mandeln
2 EL Ahornsirup
1 TL Vanillepulver
50 g Mandelblättchen

Pro Stück:
ca. 63 kcal
2 g EW; 3 g F; 6 g KH

Die Aprikosen, die Mandeln, den Ahornsirup und das Vanillepulver mit 60 g Wasser in den Mixtopf einwiegen und 4 Minuten/100 °C/Stufe 1 aufkochen. Die Aprikosen-Mandel-Mischung 40 Minuten einweichen lassen, dann 8 Sekunden / Stufe 8 zerkleinern.

Die Mandelblättchen in einer Pfanne ohne Fett duftend anrösten. Herausnehmen und auf einem flachen Teller abkühlen lassen.

Aus der Aprikosen-Mandel-Masse mit den Händen kleine Bällchen formen und diese in den Mandelblättchen wälzen. Luftdicht verpackt, halten die Mandel-Aprikosen-Bällchen im Kühlschrank etwa 3 Wochen.

TIPP

Süßes Mandelaroma gefällig? Dann ein Mandelbällchen im nächsten Smoothie einfach mitpürieren und genießen!

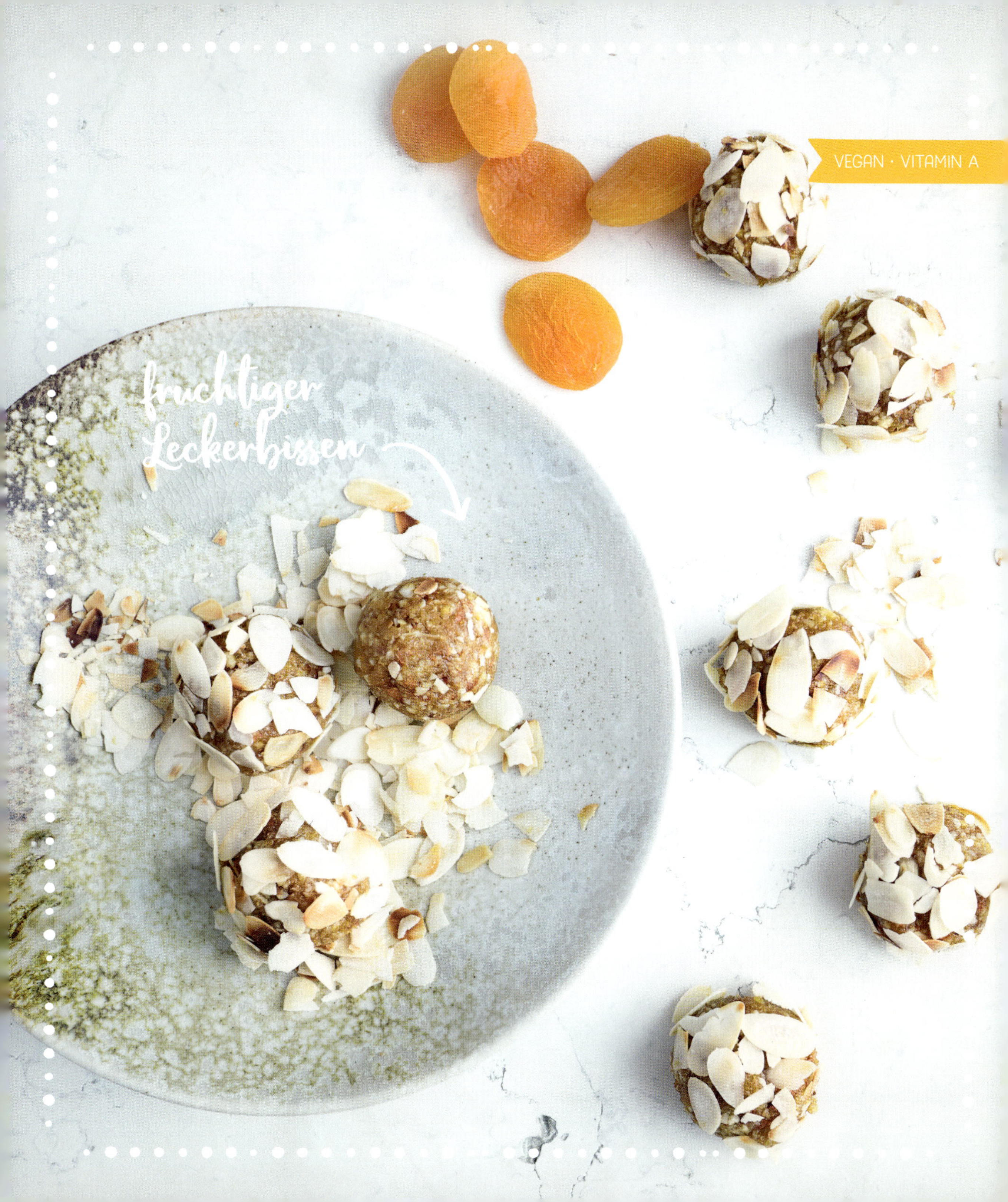
VEGAN · VITAMIN A
fruchtiger
Leckerbissen

. MIT FEIGEN UND WALNÜSSEN .

POWERRIEGEL

FÜR 16 STÜCK · CA. 15 MIN. ZUBEREITUNG · 1 STD. KÜHLEN

300 g getrocknete Feigen
5 Stück kandierter Ingwer (in Sirup eingelegt)
200 g Walnusskerne
2 EL Kakaonibs
4 EL helle Sesamsamen
2 EL Kokosöl
1 TL Vanillemark

Pro Stück:
ca. 182 kcal
3 g EW; 12 g F; 14 g KH

Die Feigen, den Ingwer, die Walnüsse und die Kakaonibs in den Mixtopf einwiegen und 5 Sekunden / Stufe 7 zerkleinern

Den Sesam in einer Pfanne ohne Fett duftend anrösten.

Das Kokosöl, den Sesam und das Vanillemark mit in den Mixtopf geben und 8 Sekunden / Stufe 3 untermischen. Die Masse mit feuchten Händen in eine geölte, eckige Form pressen und glatt drücken. Den Powerriegelteig mindestens 60 Minuten kühl stellen und fest werden lassen.

Die Powerriegel-Masse auf ein Brett stürzen und in gleichmäßige Riegel (ca. 9 × 3 cm) schneiden. Sie eignen sich ideal als schnelles Frühstück oder als Zwischendurch-Snack.

TIPP

Im Kühlschrank halten die Riegel ungefähr 10 Tage. Größere Vorräte lassen sich problemlos einfrieren.

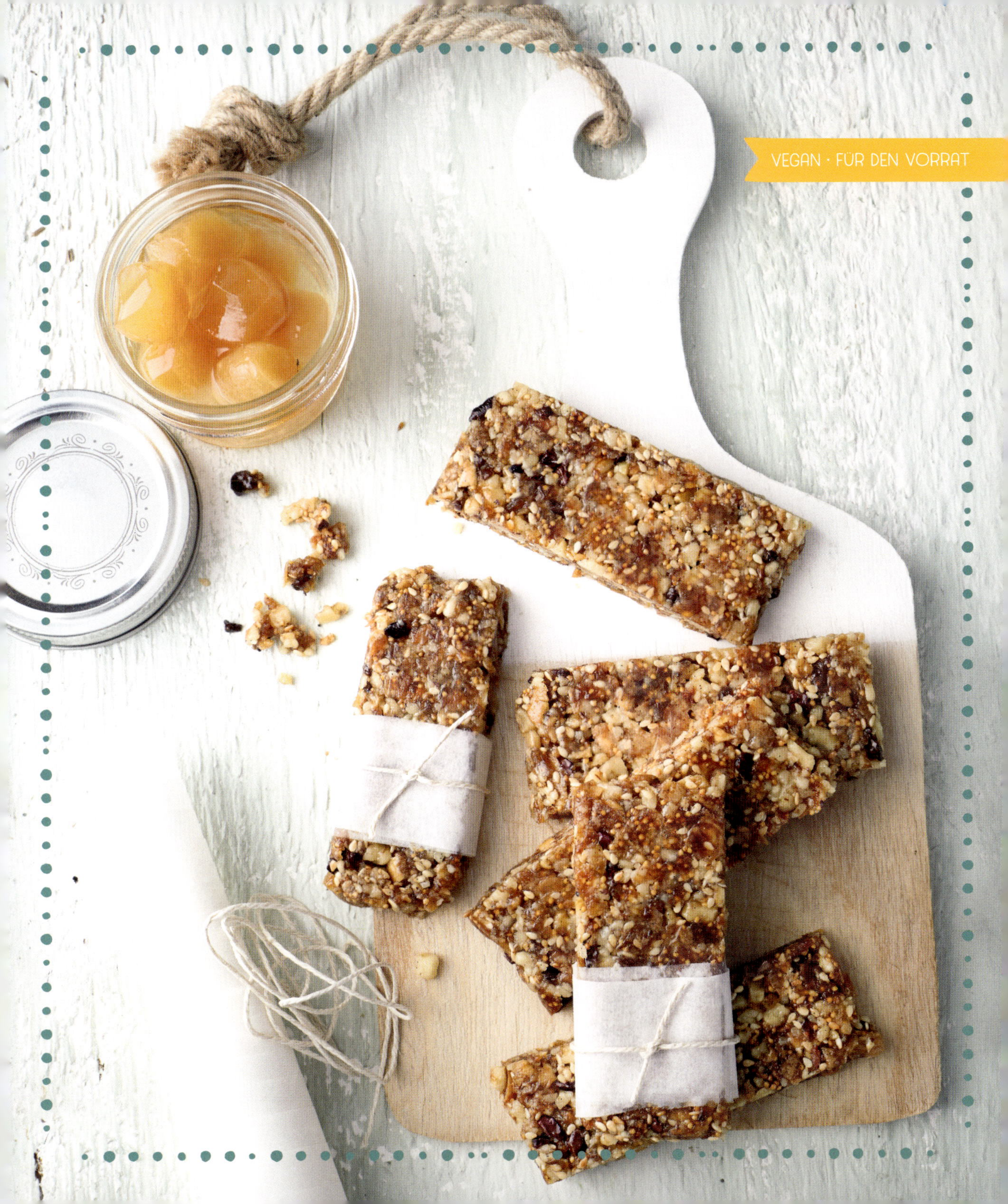

VEGAN · FÜR DEN VORRAT

KRÄUTERRÜHREI

FÜR 4 PERSONEN · CA. 10 MIN. ZUBEREITUNG · 30 MIN. GAREN

50 g Parmesan (am Stück)
1 Bund gemischte Kräuter (z.B. Petersilie, Dill, Kerbel, Schnittlauch)
8 Eier
Salz, Pfeffer aus der Mühle
100 g Crème fraîche

Pro Portion:
ca. 311 kcal
19 g EW; 25 g F; 3 g KH

Den Parmesan in grobe Stücke schneiden. Die Kräuter waschen und trocken schütteln, je nach Sorte die Blätter bzw. Nadeln abzupfen und mit dem Käse im Mixtopf 10 Sekunden / Stufe 8 zerkleinern.

Die Eier in den Mixtopf aufschlagen und mit Salz und Pfeffer würzen. Die Crème fraîche einwiegen und alles 6 Sekunden / Stufe 4 verrühren.

Die Eiermasse in vier Weckgläser (à 200 ml) füllen und die Deckel verschließen. In den Mixtopf 300 g Wasser einwiegen. Die Gläser in den Varomaaufsatz stellen, diesen aufsetzen und verschließen. Die Kräuterrühreier im Varoma 30 Minuten zugedeckt garen. Dazu nach Belieben frisches Bauernbrot servieren.

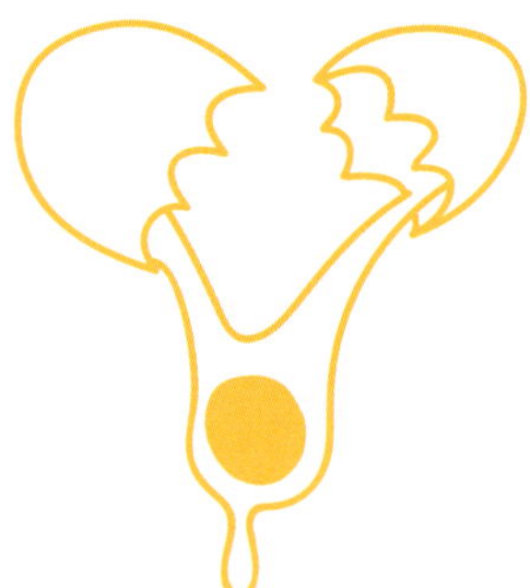

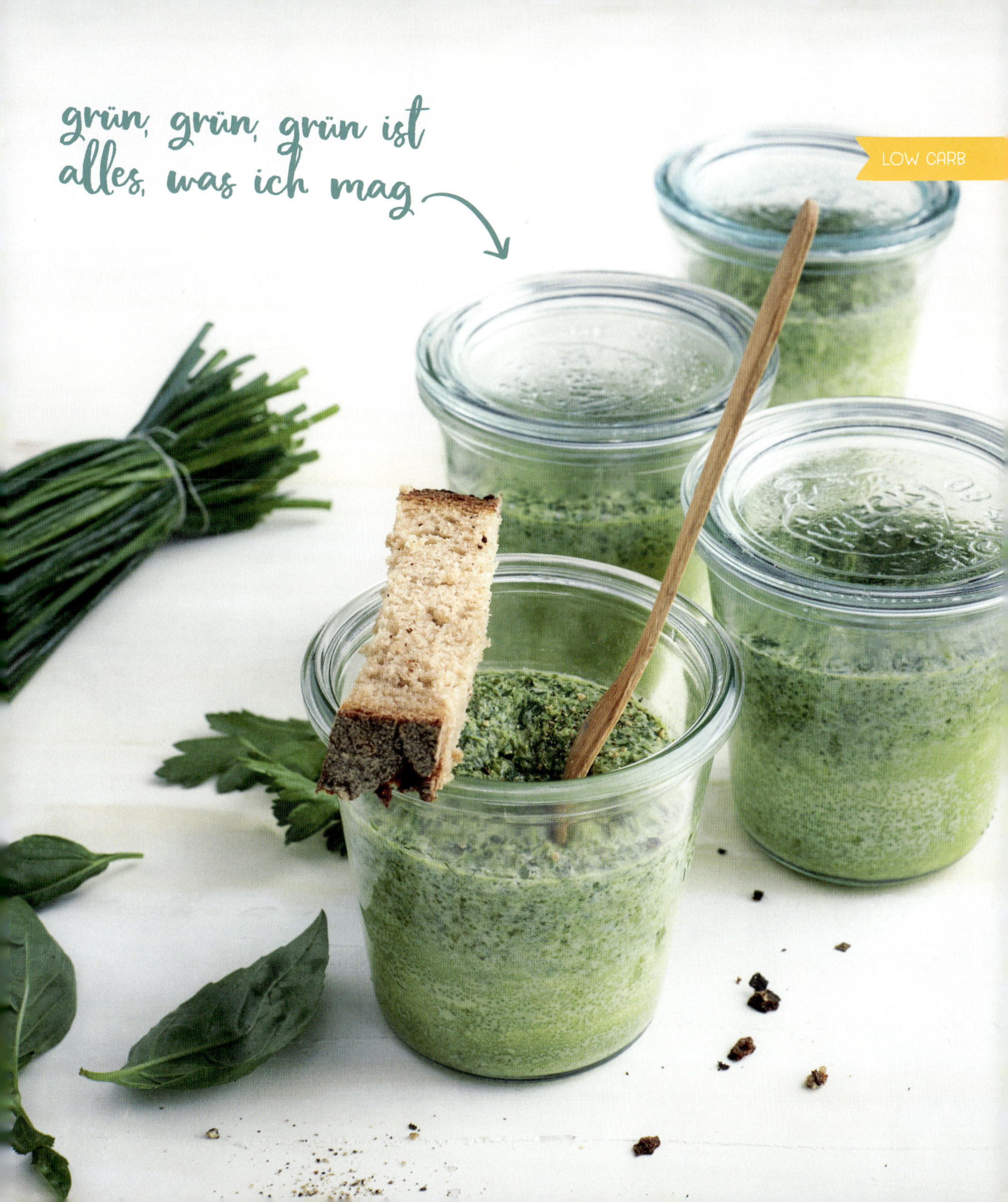
grün, grün, grün ist alles, was ich mag
LOW CARB

IM LEBEN KOMMT ES
AUF KLEINIGKEITEN AN –
EINE WEISHEIT,
DIE SICH AUCH
IN HINBLICK AUF
KULINARISCHE ERLEBNISSE
BEWAHRHEITET.
LEICHT, FRISCH UND IM
HANDUMDREHEN
GEZAUBERT, MAUSERN
SICH DIESE MINIS
GANZ SCHNELL
ZU GANZ GROSSEN
LIEBLINGEN ...

KLEINE

KÖSTLICHKEITEN

. MIT TOMATEN-HONIG-DIP .

GRÜNKERN-ZUCCHINI-PUFFER

FÜR 4 PERSONEN · CA. 20 MIN. ZUBEREITUNG · CA. 30 MIN. GAREN

Für die Puffer:

200 g Grünkern
250 g Zucchini
1 Bund Petersilie
2 Knoblauchzehen
2 Frühlingszwiebeln
40 g Olivenöl
350 g Gemüsebrühe (siehe Seite 64)
2 Eier
50 g Haferflocken
Salz, Pfeffer aus der Mühle
20 g Ghee (ersatzweise Butterschmalz)

Für den Dip:

400 g Cocktailtomaten
1 Handvoll Basilikumblätter
3 Knoblauchzehen
1 EL Meerrettich (aus dem Glas)
20 g Olivenöl
40 g Honig
Salz, Pfeffer aus der Mühle

Pro Portion:

ca. 434 kcal
11 g EW; 18 g F; 53 g KH

Für die Puffer den Grünkern im Mixtopf 10 Sekunden / Stufe 9 schroten, in eine Schüssel umfüllen und beiseitestellen.

Die Zucchini waschen, die Stielansätze abschneiden und das Fruchtfleisch in grobe Stücke schneiden. Die Zucchinistücke im Mixtopf 3 Sekunden/Stufe 5 zerkleinern. Die Zucchiniraspel in einem sauberen Küchentuch gut ausdrücken. Den Mixtopf spülen und trocknen.

Die Petersilie waschen und mit den Stielen grob zerkleinern. Den Knoblauch schälen, die Frühlingszwiebeln putzen und waschen. Beides in grobe Stücke schneiden und mit der Petersilie im Mixtopf 5 Sekunden / Stufe 5 hacken. Das Olivenöl dazugeben und 5 Minuten / 120 °C / Stufe 1 dünsten, dabei den Messbecher absetzen.

Die Gemüsebrühe dazugießen, den Grünkernschrot hinzufügen und 15 Minuten / 100 °C / Stufe 1 garen. Die Grünkernmasse in eine Schüssel umfüllen und komplett abkühlen lassen. Den Mixtopf spülen und trocknen.

Für den Dip die Tomaten waschen und vierteln. Die Basilikumblättchen waschen, trocken tupfen und grob zerkleinern. Den Knoblauch schälen. Den Meerrettich und den Knoblauch im Mixtopf 5 Sekunden / Stufe 6 zerkleinern. Das Olivenöl und den Honig mit in den Mixtopf geben und 4 Minuten / 120 °C / Stufe 1 dünsten, dabei den Messbecher absetzen. Die Tomaten dazugeben, mit Salz und Pfeffer abschmecken und 4 Sekunden / Stufe 1 untermischen. Den Dip in eine Schüssel umfüllen und das Basilikum unterrühren.

Die Eier, die Zucchiniraspel und die Haferflocken unter die Grünkernmasse kneten und mit Salz und Pfeffer abschmecken. Aus der Masse mit angefeuchteten Händen kleine Puffer formen und in einer beschichteten Pfanne in heißem Ghee von beiden Seiten 5 Minuten knusprig braten. Die Grünkern-Zucchini-Puffer warm oder kalt mit dem Tomaten-Honig-Dip servieren.

MIT GUTEN KOHLENHYDRATEN · VEGETARISCH

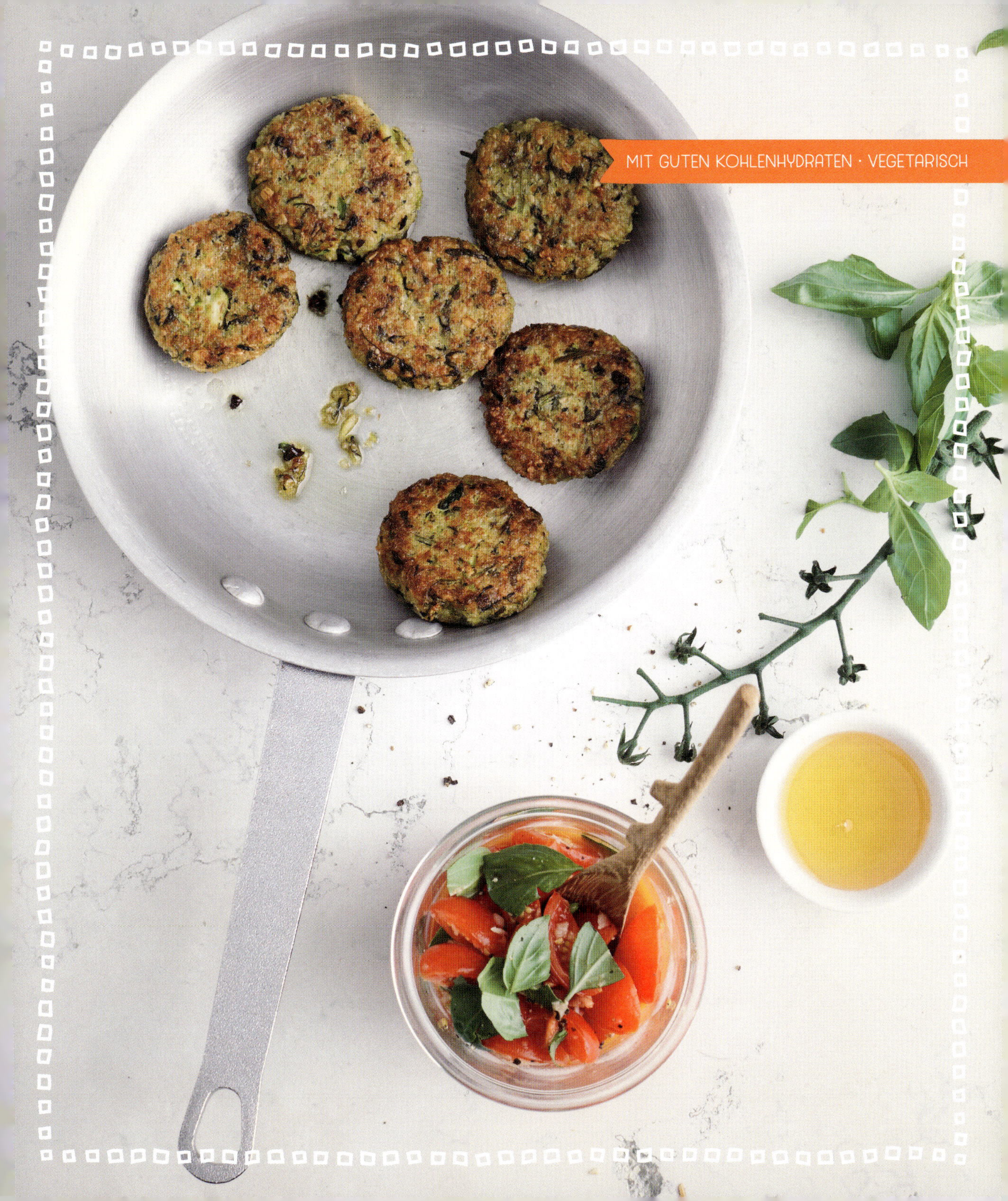

. MIT MEERRETTICHDIP .

ROTE-BETE-PUFFER

FÜR 4 PERSONEN · CA. 15 MIN. ZUBEREITUNG · CA. 10 MIN. GAREN

Für die Puffer:

400 g Rote Beten
200 g Kartoffeln
1 Zwiebel
1 TL ganzer Kümmel
2 Eier
30 g feine Dinkelflocken
Salz, Pfeffer aus der Mühle
frisch gemahlene Muskatnuss
100 g Ghee (ersatzweise Butterschmalz)

Für den Dip:

300 g Quark
30 g geriebener Meerrettich (aus dem Glas)
2 EL Zitronensaft
1 EL Honig
Salz, Pfeffer aus der Mühle

Pro Portion:

ca. 415 kcal
16 g EW; 26 g F; 28 g KH

Für die Puffer die Roten Beten und die Kartoffeln schälen und waschen, grob zerkleinern und im Mixtopf 6 Sekunden / Stufe 6 hacken. Dabei am besten Einweghandschuhe tragen, da die Roten Beten stark abfärben. Die Gemüseraspel in einem sauberen Küchentuch gut ausdrücken.

Die Zwiebel schälen, vierteln und mit dem Kümmel im Mixtopf 4 Sekunden / Stufe 5 zerkleinern. Die Gemüseraspel, die Eier und die Dinkelflocken mit in den Mixtopf geben und mit Salz, Pfeffer und 1 Prise Muskatnuss würzen. Alles 30 Sekunden / Linkslauf / Stufe 3 verrühren.

Etwas Ghee in einer Pfanne erhitzen, je 1 EL von der Gemüsemischung hineinsetzen und flach drücken. Die Puffer von beiden Seiten knusprig braten.

Für den Meerrettichdip den Quark in einer Schüssel mit Meerrettich, Zitronensaft, Honig, Salz und Pfeffer glatt rühren. Die Rote-Bete-Puffer auf Tellern anrichten und mit dem Meerettichdip servieren.

TIPP

Noch köstlicher schmecken die Puffer mit 1 Handvoll Wildkräuter (z. B. Blutampfer, Kerbel, Pimpinelle)

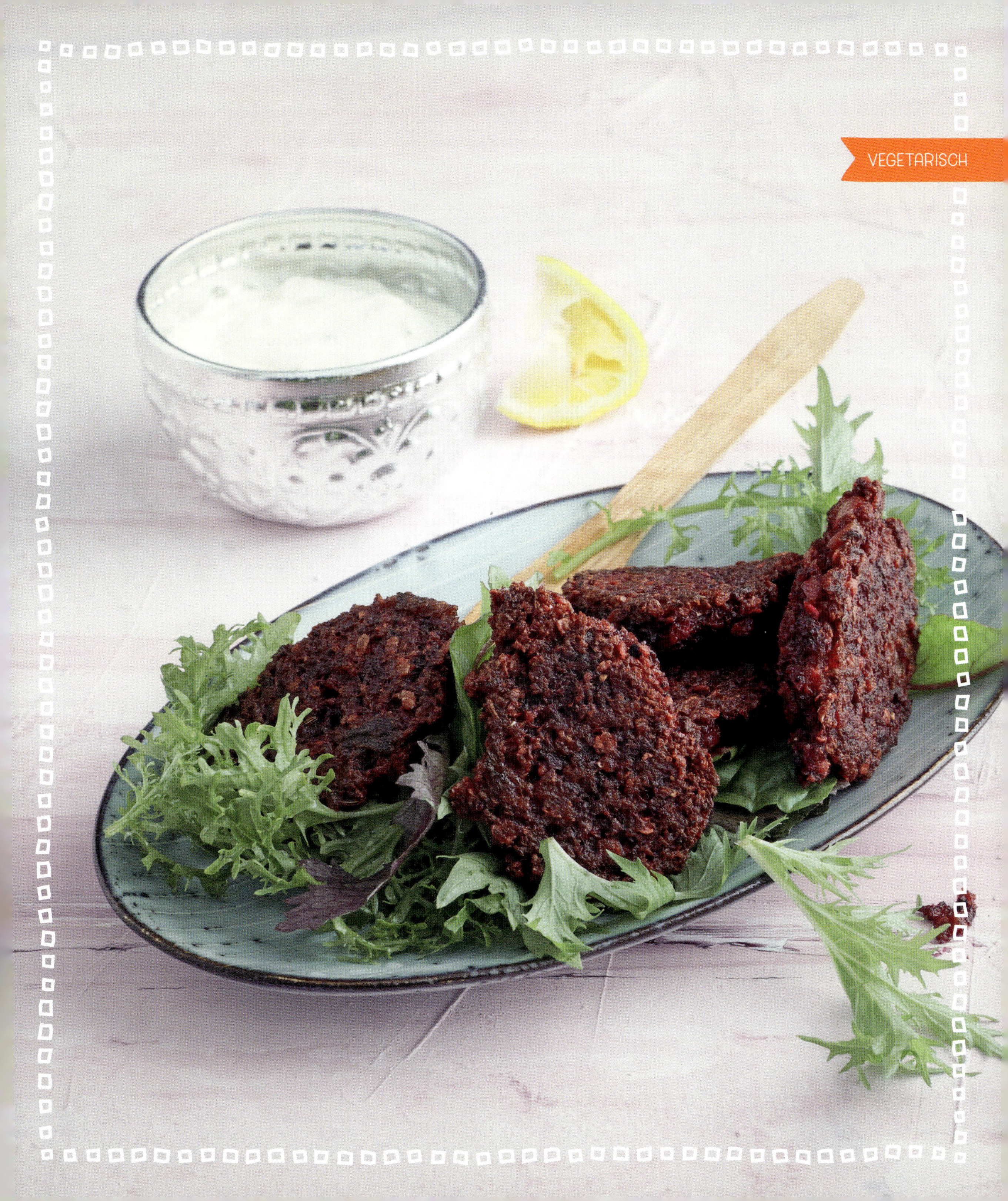

VEGETARISCH

DIPS

Besonders wenn Gäste erwartet werden, sollte man auf verschiedene Töpfchen setzen. Gefüllt mit leichter Aromenvielfalt, findet jeder am Ende seinen Favoriten für Gemüsesticks oder Knabberstange: Nichts wie los und dippen!

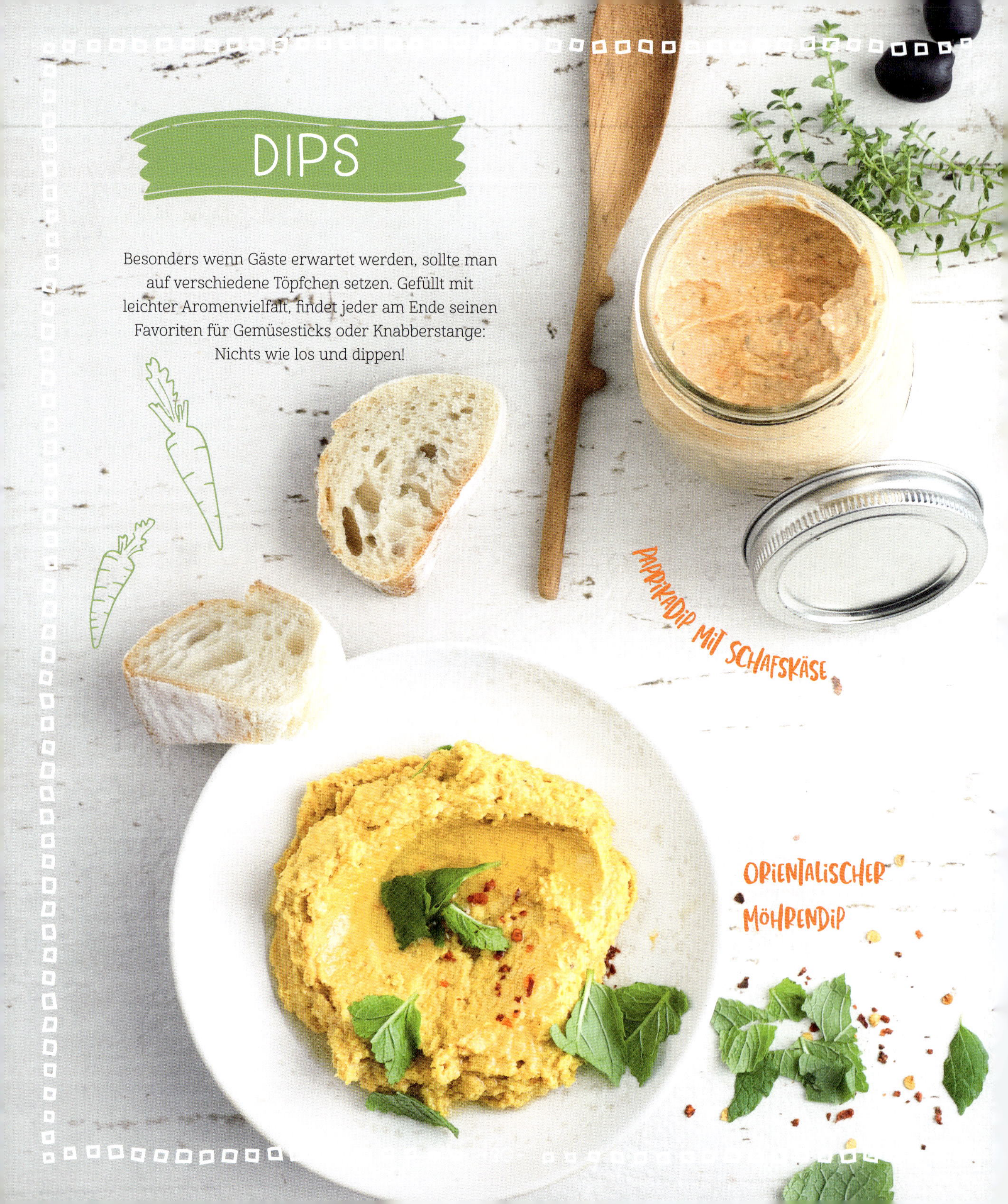

Paprikadip mit Schafskäse

Orientalischer Möhrendip

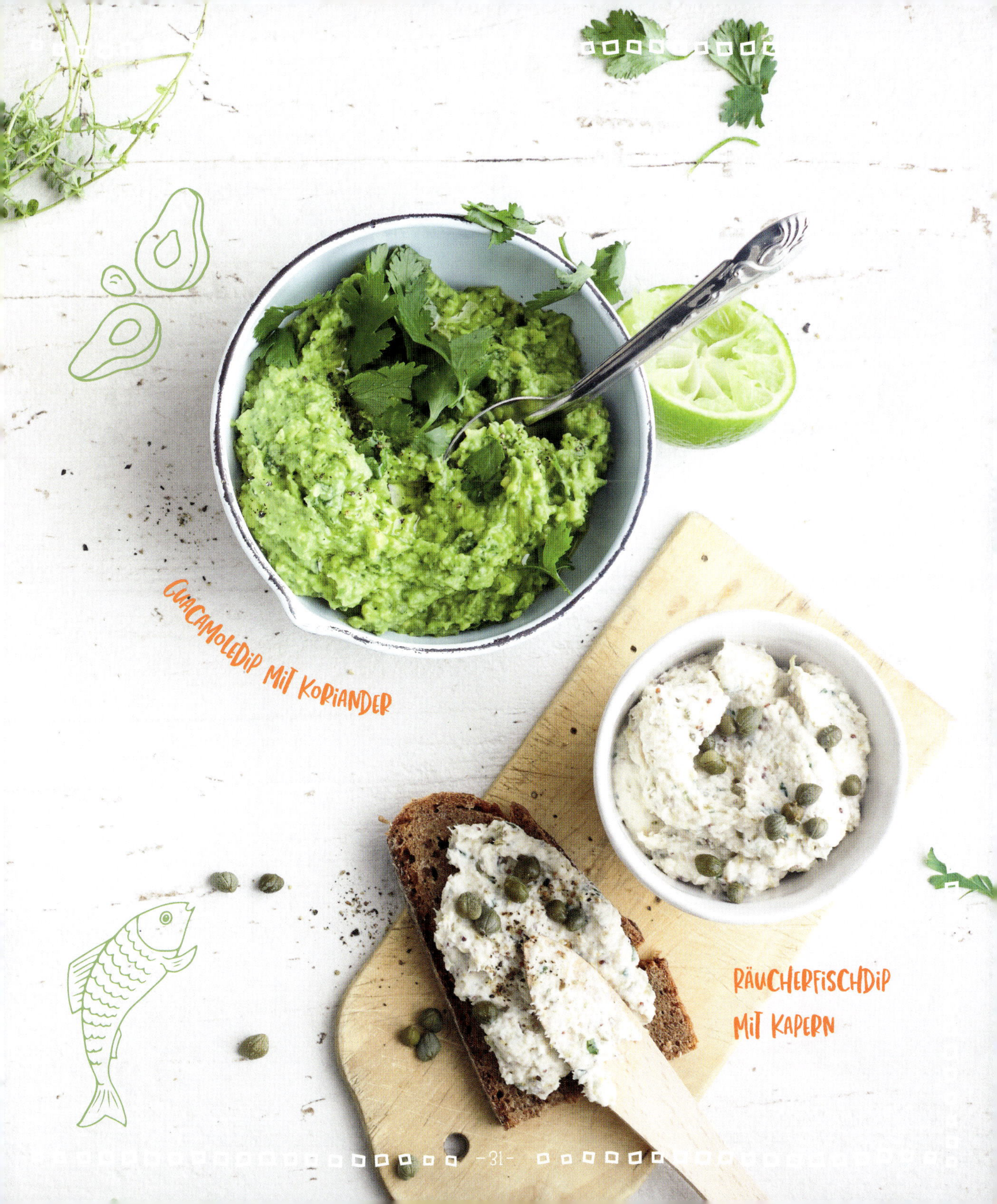

Guacamoledip mit Koriander

Räucherfischdip mit Kapern

. MIT SCHAFSKÄSE .

PAPRIKADIP

FÜR 4 PERSONEN · CA. 10 MIN. ZUBEREITUNG · 20 MIN. GAREN

Den Backofen auf 220 °C Umluft vorheizen. **2 rote Paprikaschoten** längs halbieren, entkernen, waschen und in 6 Stücke schneiden. Die Paprikastücke mit der Schale nach oben in eine ofenfeste Form legen und **2 Knoblauchzehen** in der Schale dazulegen. Die Paprika mit **2 EL Olivenöl** besprenkeln und mit **Salz** und **Pfeffer aus der Mühle** würzen. Im Ofen auf der obersten Schiene 20 Minuten garen. Die Schale der Paprika kann dabei ruhig etwas anbräunen. Die Paprika aus dem Ofen nehmen, in einen Gefrierbeutel umfüllen und gut verschließen. Die Paprika darin abkühlen lassen. Die Paprikastücke häuten.

10 Zweige Thymian waschen und trocken schütteln, die Blättchen abzupfen. Den Knoblauch aus der Schale drücken und mit den Paprikafilets, **160 g Feta**, **125 g Frischkäse**, **25 g Oliven** (ohne Stein), **1 EL Zitronensaft** und den Thymianblättchen im Mixtopf 10 Sekunden / Stufe 8 fein pürieren.

. ORIENTALISCHER .

MÖHRENDIP

FÜR 4 PERSONEN · CA. 15 MIN. ZUBEREITUNG

1 haselnussgroßes Stück Ingwer, **1 Schalotte** und **1 Knoblauchzehe** schälen. **250 g Möhren** putzen und schälen, in 2 cm große Stücke schneiden und mit Ingwer, Schalotte und Knoblauch 5 Sekunden / Stufe 5 hacken. Die Mischung mit dem Spatel nach unten schieben. **1 EL Sesamöl**, **1 EL Honig**, **½ TL Kreuzkümmelsamen**, **½ TL Zimtpulver**, etwas **Salz** und **Pfeffer aus der Mühle** hinzufügen und alles 11 Minuten / 120 °C / Stufe 1 dünsten. **240 g Kichererbsen** in ein Sieb abgießen, abspülen und abtropfen lassen. Mit **40 g Tahin (Sesampaste)** in den Mixtopf geben und 10 Sekunden / Stufe 7 cremig pürieren. Falls der Dip zu trocken ist, wenig Wasser unterrühren. Den Möhrendip mit etwas Sesamöl und Saft von **½ Zitrone** beträufeln. Nach Belieben mit Chilipulver bestäuben und mit den Minzeblättern servieren.

· MIT KORIANDER ·

GUACAMOLEDIP

FÜR 4 PERSONEN · CA. 10 MIN. ZUBEREITUNG

1 Knoblauchzehe schälen, **1 Bund Koriander** waschen und die Blättchen abzupfen. Beides im Mixtopf 3 Sekunden / Stufe 8 hacken. Die Mischung mit dem Spatel nach unten schieben. **3 reife Avocados** halbieren und den Kern entfernen. Die Avocadohälften schälen und das Fruchtfleisch im Mixtopf mit **1 Prise gemahlenem Kreuzkümmel** und **1 EL Olivenöl** 10 Sekunden / Stufe 5 verrühren. Den Guacamole-Koriander-Dip nach Belieben nochmals mit **Salz** und **Pfeffer aus der Mühle** abschmecken.

TIPP: Fruchtiger wird es, wenn man zusätzlich eine klein gewürfelte Tomate unterhebt.

· MIT KAPERN ·

RÄUCHERFISCHDIP

FÜR 4 PERSONEN · CA. 10 MIN. ZUBEREITUNG

3 Stiele Petersilie waschen und trocken schütteln, die Blätter abzupfen. **375 g Räucherfisch** (z.B. Saibling oder Forelle), **150 g Crème fraîche**, **1 EL körnigen Senf**, **Salz**, **Pfeffer aus der Mühle**, **3 EL Zitronensaft** und etwas **-schale** sowie **35 g Kapern** (abgetropft) in den Mixtopf einwiegen, die Petersilienblätter hinzufügen und alles 6 Sekunden / Stufe 6 fein pürieren. Den Räucherfischdip nochmals mit Salz, Pfeffer und Zitronensaft abschmecken. Er schmeckt köstlich zu einem gemischten Blattsalat, zu geröstetem Brot oder zusammen mit Tomaten und Koriander auf einem deftigen Schwarzbrot.

. MIT RÄUCHERFISCH .

ERBSENPÜREE

FÜR 4 PERSONEN · CA. 10 MIN. ZUBEREITUNG · CA. 8 MIN. GAREN

30 g gehobelte Haselnüsse
1 Knoblauchzehe
1 EL Olivenöl
500 g Erbsen (frisch oder tiefgekühlt)
100 g Gemüsebrühe (siehe Seite 64)
Salz, Pfeffer aus der Mühle
2 große Scheiben Bauernbrot
125 g Räucherfisch
50 g Parmesanspäne
einige Basilikumblätter

Pro Portion:
ca. 293 kcal
19 g EW; 25 g F; 32 g KH

Die Haselnüsse in einer beschichteten Pfanne ohne Fett duftend anrösten.

Den Knoblauch schälen, grob zerkleinern und mit dem Olivenöl im Mixtopf 3 Minuten / 120 °C / Stufe 1 dünsten, dabei den Messbecher absetzen. Die Erbsen und die Gemüsebrühe einwiegen und erst 5 Minuten / 100 °C / Stufe 1 köcheln lassen (bei tiefgekühlten Erbsen verlängert sich die Garzeit um 3 Minuten), dann 5 Sekunden / Stufe 8 pürieren. Das Püree mit Salz und Pfeffer würzen.

Die Brotscheiben im Toaster anrösten, das Erbsenpüree darauf verteilen und den Räucherfisch in kleinen Stücken darauflegen. Mit den gerösteten Nüssen und dem Parmesan bestreuen. Mit Basilikumblättern und nach Belieben frisch gemahlenem Pfeffer bestreut servieren.

TIPP

Parmesanspäne lassen sich am einfachsten mit einem Sparschäler herstellen.

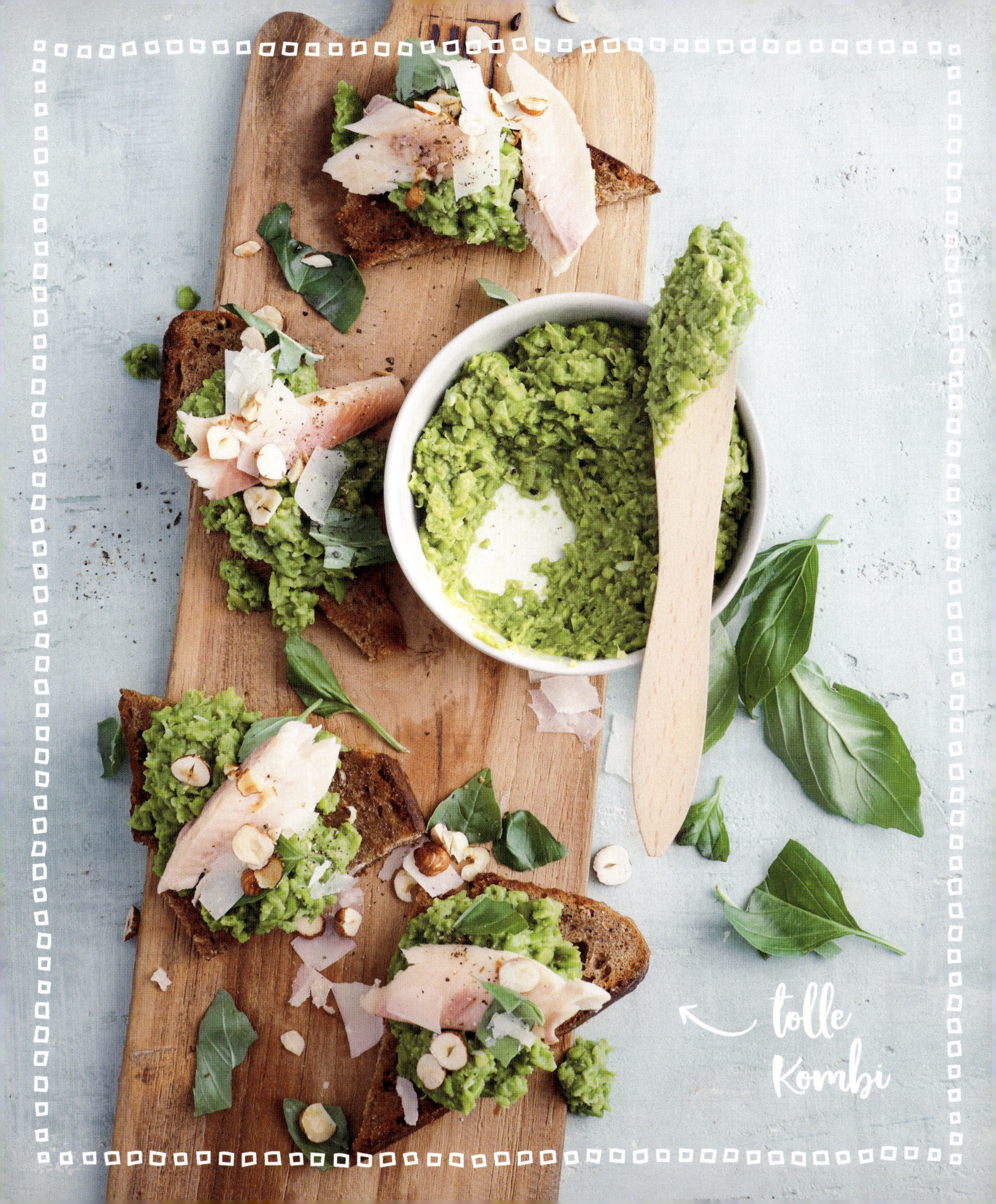
tolle
Kombi

BOHNENSUPPE

FÜR 4 PERSONEN · CA. 15 MIN. ZUBEREITUNG · 40 MIN. GAREN

500 g Datteltomaten
3 Knoblauchzehen
5 Zweige Thymian
1 EL brauner Zucker
Salz, Pfeffer aus der Mühle
3 EL Olivenöl
1 Zwiebel
je 1 kleine Möhre und Petersilienwurzel
1 TL Fenchelsamen
125 ml Weißwein
500 g weiße Bohnen (aus der Dose; Abtropfgewicht)
500 g Gemüsebrühe (siehe Seite 64)
½ Bund Petersilie
4 EL Sauerrahm
4 EL geriebener Parmesan

Pro Portion:
ca. 716 kcal
33 g EW; 26 g F; 66 g KH

Die Tomaten waschen und längs halbieren, dabei die Stielansätze entfernen. Den Knoblauch schälen und in feine Würfel schneiden. Den Thymian waschen und trocken schütteln. Die Tomatenhälften auf einem Backblech verteilen, Thymian, Knoblauch und Zucker darüber verteilen. Die Tomaten mit Salz und Pfeffer würzen, mit 2 EL Olivenöl beträufeln und auf der mittleren Schiene unter dem Backofengrill 15 Minuten garen.

Inzwischen Zwiebel, Möhre und Petersilienwurzel schälen, grob zerkleinern und mit den Fenchelsamen im Mixtopf 4 Sekunden / Stufe 5 hacken. Das restliche Olivenöl dazugeben und die Gemüsemischung 10 Minuten / 120 °C / Stufe 1 dünsten, dabei den Messbecher absetzen. Mit dem Wein ablöschen und mit Salz und Pfeffer würzen.

Die Bohnen in einem Sieb abbrausen und abtropfen lassen. Die Brühe, die Bohnen und die Ofentomaten mit in den Mixtopf geben und 15 Minuten / 100 °C / Stufe 1 ohne Messbecher köcheln lassen.

Die Petersilie waschen und trocken schütteln, die Blätter abzupfen und fein hacken. Die Bohnensuppe auf Teller verteilen und mit der Petersilie, je 1 EL Sauerrahm und etwas geriebenem Parmesan servieren.

TIPP

Lecker schmeckt es, wenn man Sauerrahm und Parmesan durch ein paar Löffelchen Basilikumpesto ersetzt. Durch den Zwischenstopp im Backofen verlieren die Tomaten Wasser und bekommen eine Extraportion Geschmack und viele Röstaromen!

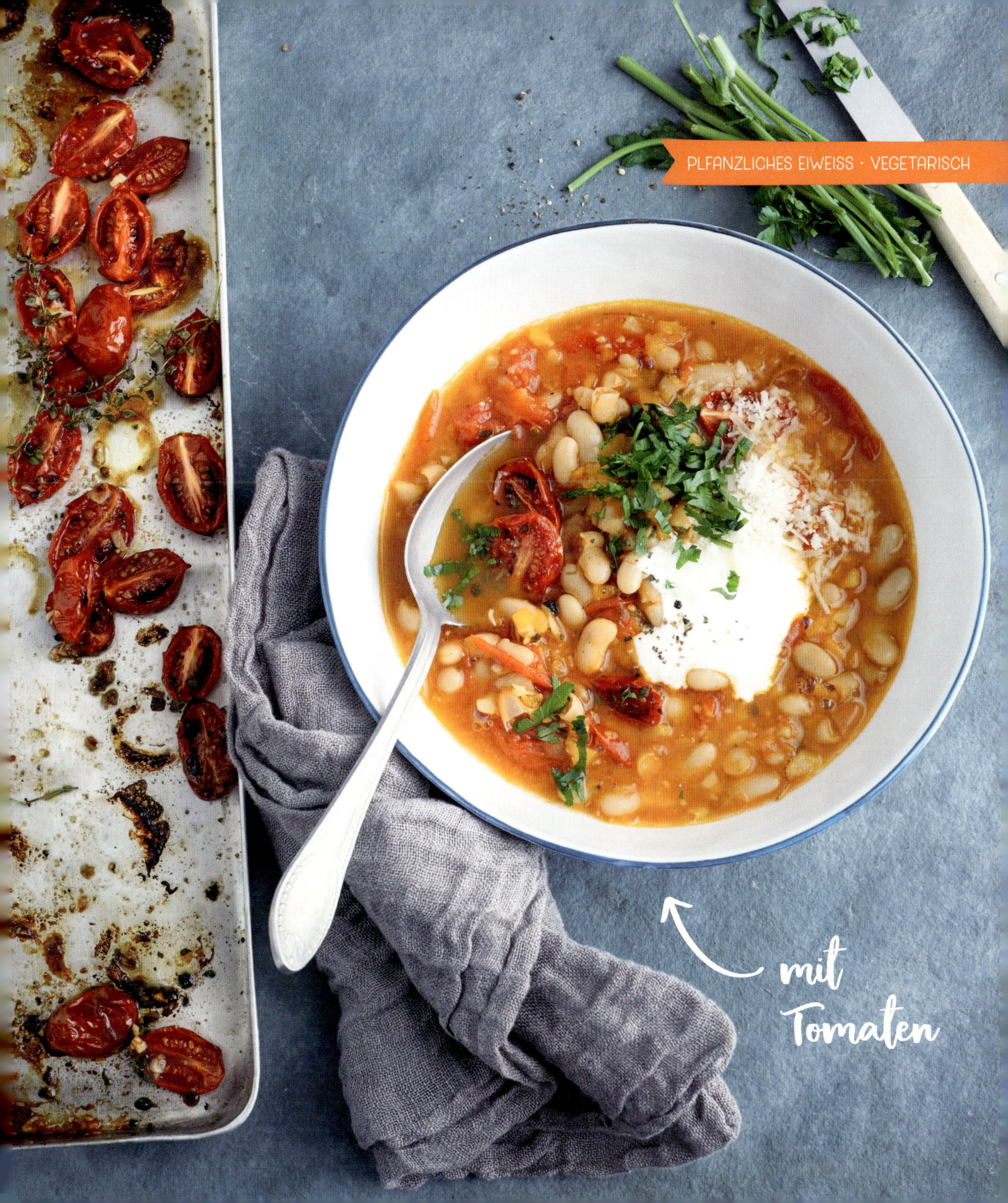
PLFANZLICHES EIWEISS · VEGETARISCH
mit Tomaten

. MIT MANDELKNUSPER .

KÜRBISSUPPE

FÜR 4 PERSONEN · CA. 15 MIN. ZUBEREITUNG · 33 MIN. GAREN

1 Zwiebel
2 Knoblauchzehen
1 EL Olivenöl
100 g Petersilienwurzel
1 Möhre
400 g Kürbis (z.B. Hokkaido)
800 g Gemüsebrühe (siehe Seite 64)
Salz, Pfeffer aus der Mühle
1 Sternanis
100 g Sahne (nach Belieben)
40 g Mandelblättchen
1 EL Schwarzkümmelsamen
1 EL Honig
Meersalzflocken

Pro Portion:
ca. 164 kcal
6 g EW; 9 g F; 13 g KH

Zwiebel und Knoblauch schälen, beides in grobe Stücke schneiden und im Mixtopf 4 Sekunden/Stufe 5 hacken. Das Olivenöl dazugeben und 3 Minuten/120 °C/Stufe 1 dünsten, dabei den Messbecher absetzen.

Petersilienwurzel und Möhre putzen, waschen und schälen. Kürbis waschen, vierteln und die Kerne mit einem Löffel entfernen. Das Gemüse in grobe Stücke schneiden und im Mixtopf 5 Sekunden/Stufe 5 zerkleinern. Mit der Gemüsebrühe auffüllen, mit Salz, Pfeffer und Sternanis würzen und 30 Minuten/100 °C/Stufe 1 kochen. Den Sternanis wieder entfernen.

Nach Belieben die Sahne dazugießen und die Kürbissuppe 20 Sekunden/Stufe 8 ansteigend pürieren.

Mandelblättchen und Schwarzkümmelsamen in einer Pfanne ohne Fett duftend anrösten. Den Honig hinzufügen und gut untermischen. Die Mandel-Honig-Mischung auf einen flachen Teller geben und mit 1 Prise Meersalzflocken bestreuen. Die Masse abkühlen lassen.

Die heiße Kürbissuppe auf tiefe Teller verteilen und mit dem Mandelknusper bestreut servieren.

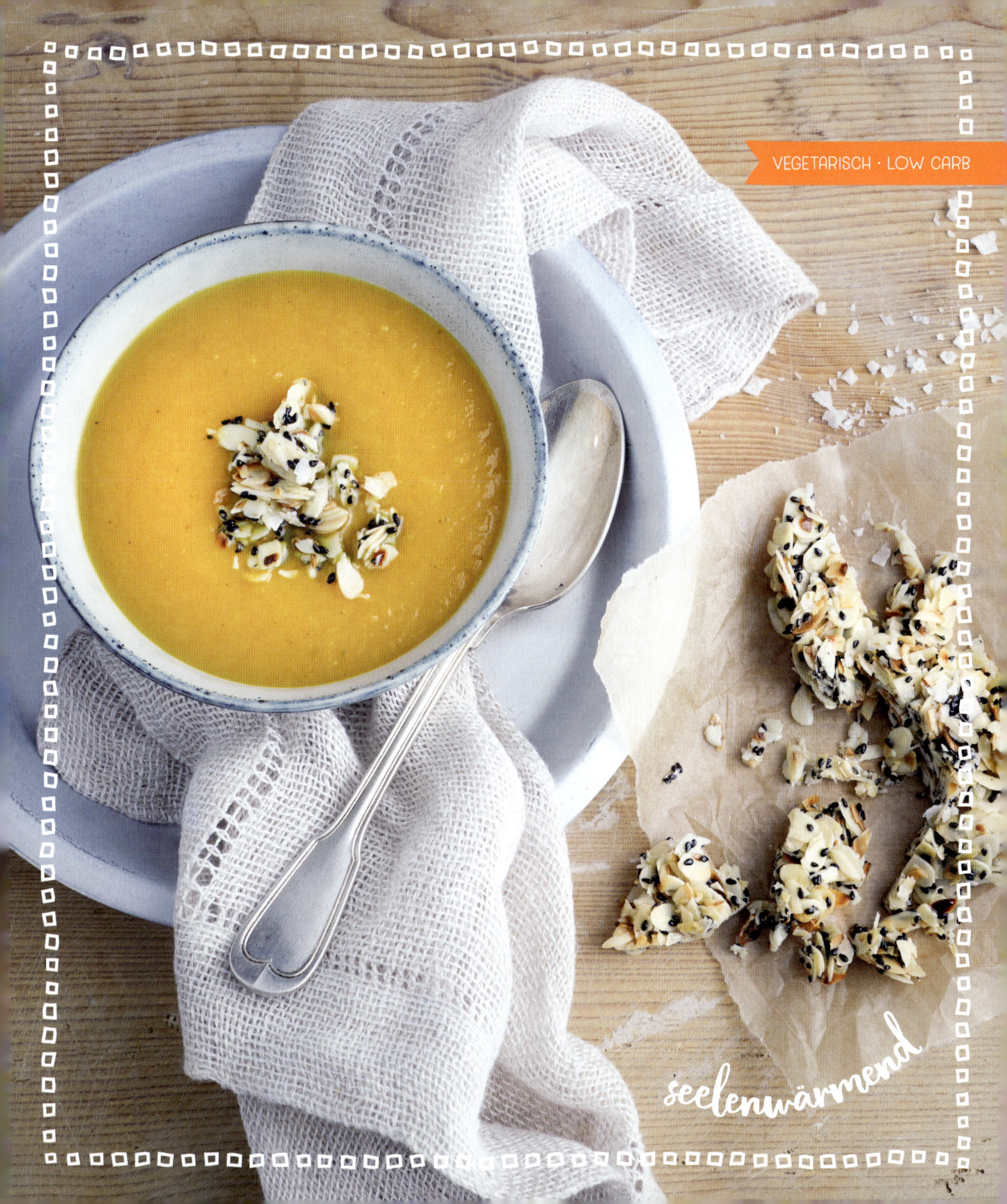
VEGETARISCH · LOW CARB
seelenwärmend

· MIT PUMPERNICKEL-CROÛTONS ·

PETERSILIENWURZELSUPPE

FÜR 4 PERSONEN · CA. 15 MIN. ZUBEREITUNG · CA. 20 MIN. GAREN

½ Bund Petersilie
2 Scheiben Pumpernickel
40 g getrocknete Ananas
1 EL Butter
1 Prise Chiliflocken
750 g Petersilienwurzeln
1 Gemüsezwiebel
2 Knoblauchzehen
3 EL Olivenöl
Saft von 1 Bio-Orange
Salz, Pfeffer aus der Mühle
850 g Gemüsebrühe (siehe Seite 64)
100 g Schmand (nach Belieben)

Pro Portion:
ca. 333 kcal
9 g EW; 18 g F; 29 g KH

Die Petersilie waschen und trocken schleudern. Die Blätter abzupfen, die Stiele beiseitelegen. Pumpernickel, Ananas und Petersilienblätter im Mixtopf 5 Sekunden / Stufe 6 zerkleinern.

Die Butter in einer Pfanne zerlassen, die Pumpernickelmischung und die Chiliflocken hinzufügen und in der Butter knusprig anrösten. Die Pumpernickel-Croûtons aus der Pfanne nehmen und beiseitestellen.

Die Petersilienwurzeln putzen, schälen und grob zerkleinern. Zwiebel und Knoblauch schälen und in Würfel schneiden. Alles mit den Petersilienstielen im Mixtopf 6 Sekunden / Stufe 5 zerkleinern. Das Olivenöl dazugießen und das Gemüse darin 6 Minuten / 120 °C andünsten, dabei den Messbecher absetzen.

Das Gemüse mit dem Orangensaft ablöschen, mit Salz und Pfeffer würzen und mit der Gemüsebrühe auffüllen. Die Suppe erst 10 Minuten / 100 °C / Stufe 1 köcheln lassen, dann 30 Sekunden / Stufe 8 / ansteigend pürieren. Die Petersilienwurzelsuppe nochmals mit Salz und Pfeffer abschmecken und nach Belieben mit Schmand verfeinern. Mit den Pumpernickel-Croûtons bestreuen und sofort servieren.

TIPP

Diese Suppe lässt sich hervorragend einfrieren und bei akutem Zeitmangel schnell wieder auftauen.

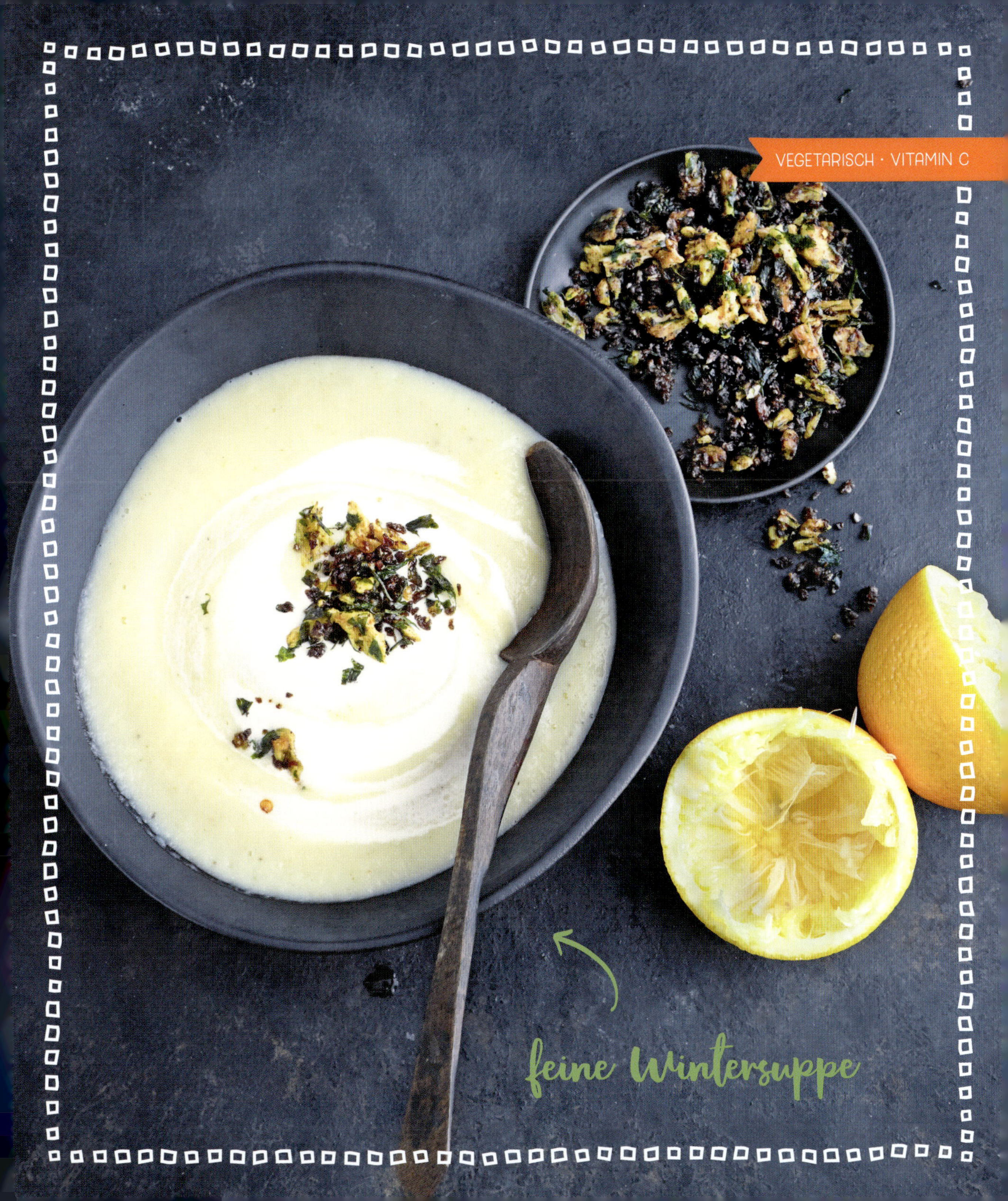

VEGETARISCH · VITAMIN C
feine Wintersuppe

· MIT PARMESAN & PINIENKERNEN ·

ZUCCHINIROHKOSTSALAT

FÜR 4 PERSONEN · CA. 15 MIN. ZUBEREITUNG

60 g Pinienkerne
1 Bio-Zitrone
1 EL Honig
Salz, Pfeffer aus der Mühle
4 EL Olivenöl
800 g Zucchini (gelb und grün)
80 g Parmesan
4–6 Zucchiniblüten (nach Belieben)

Pro Portion:
ca. 326 kcal
13 g EW; 26 g F; 11 g KH

Die Pinienkerne in einer Pfanne ohne Fett duftend anrösten. Herausnehmen und beiseitestellen.

Die Zitrone heiß waschen und trocken reiben, 2 Streifen Schale dünn abschälen, die Zitrone halbieren und auspressen. Zitronenschale und -saft mit Honig, Salz, Pfeffer und Olivenöl im Mixtopf 5 Sekunden / Stufe 5 mixen.

Die Zucchini waschen, die Stielansätze entfernen und das Fruchtfleisch grob zerkleinern. Mit in den Mixtopf geben und 6 Sekunden / Stufe 4 zerkleinern.

Den Zucchinirohkostsalat nochmals abschmecken und auf Tellern anrichten. Den Parmesan mit dem Sparschäler darüberhobeln. Nach Belieben die Zucchiniblüten in Streifen schneiden und über den Salat streuen. Mit frisch gemahlenem Pfeffer und den Pinienkernen servieren.

TIPP

Wenn es mal schnell gehen muss, den Parmesan einfach am Anfang mit in den Mixtopf geben – schmeckt genauso, sieht aber nicht so hübsch aus!
Wenn es etwas gehaltvoller sein darf, dann schmecken geröstete Roggenbrotwürfelchen besonders gut dazu!

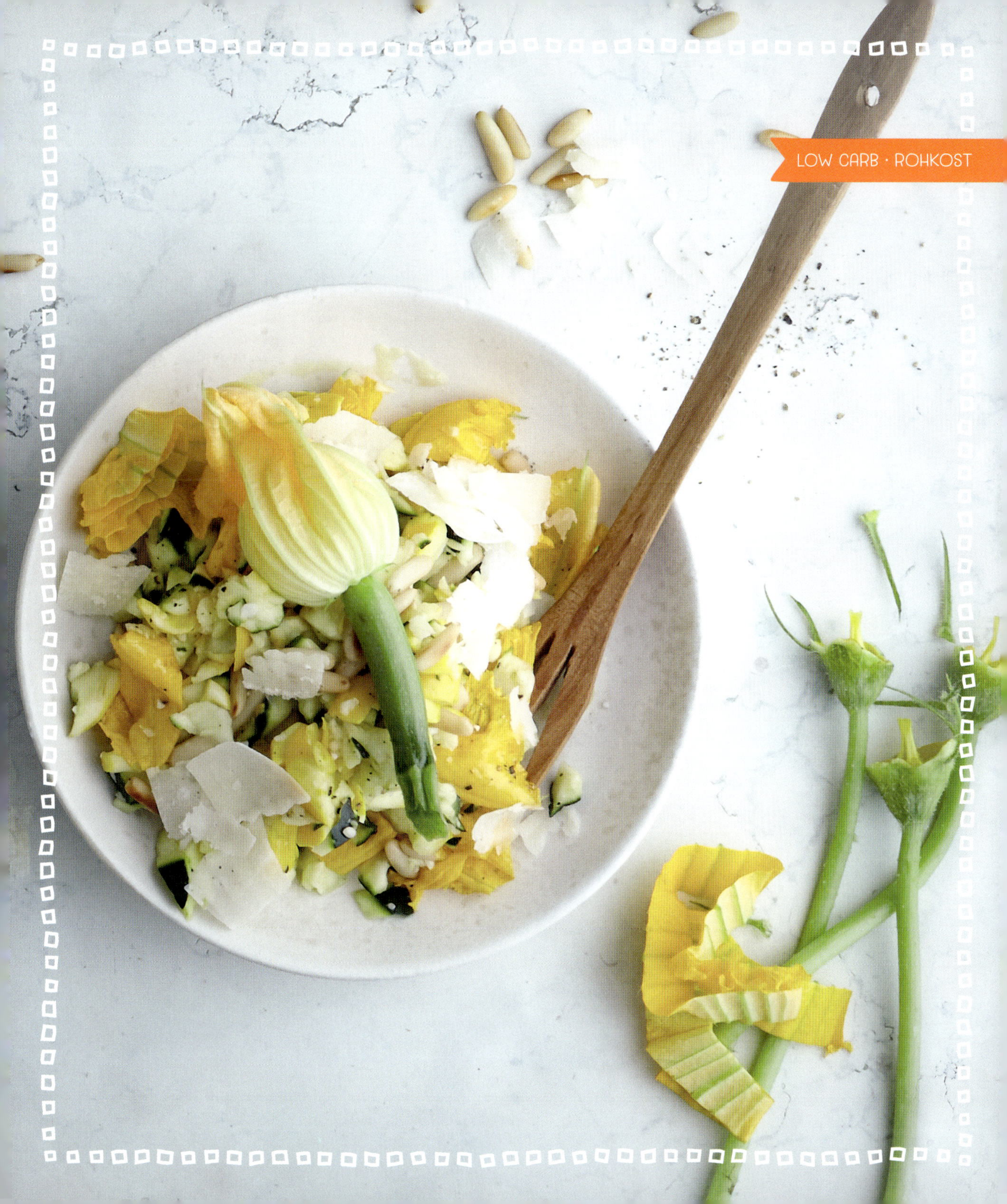

· MIT GERÖSTETEM SESAM ·

MÖHREN-APFEL-SALAT

FÜR 4 PERSONEN · CA. 10 MIN. ZUBEREITUNG

1 haselnussgroßes Stück Ingwer
350 g Möhren
5 Datteln (ohne Stein)
300 g Äpfel
2 EL Apfelessig
30 g Sesamöl
Salz, Pfeffer aus der Mühle
3 EL helle Sesamsamen
1 EL schwarze Sesamsamen

Pro Portion:
ca. 215 kcal
3 g EW; 12 g F; 22 g KH

Den Ingwer schälen und in Scheiben schneiden. Die Möhren schälen, in grobe Stücke schneiden und mit Ingwer und Datteln im Mixtopf 6 Sekunden/Stufe 5 zerkleinern. Die Masse mit dem Spatel herunterschieben.

Die Äpfel waschen und vierteln, dabei die Kerngehäuse entfernen. Die Apfelviertel mit Essig und Öl in den Mixtopf geben und mit Salz und Pfeffer würzen. Den Salat 6 Sekunden / Stufe 4 zerkleinern.

Die Sesamsamen in einer beschichteten Pfanne ohne Fett duftend anrösten. Den Möhren-Ingwer-Apfel-Salat mit dem gerösteten Sesam bestreut servieren.

TIPP

Schmeckt auch wunderbar mit Birne statt Apfel und gerösteten Cashewkernen statt Sesam.

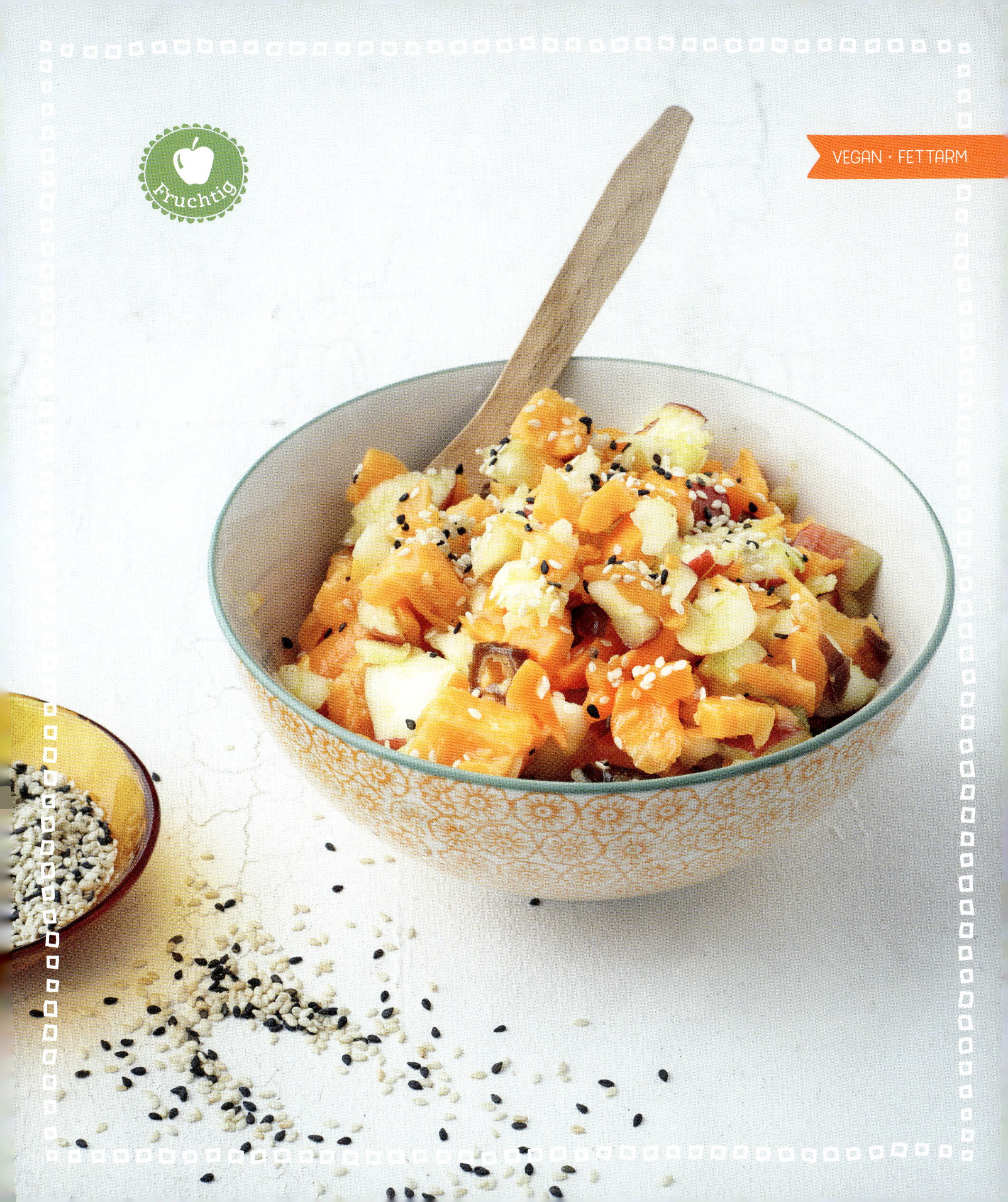
Fruchtig
VEGAN · FETTARM

· MIT ORANGEN ·

FENCHEL-DATTEL-SALAT

FÜR 4 PERSONEN · CA. 15 MIN. ZUBEREITUNG

2 Fenchelknollen (mit Grün)
8 Datteln (ohne Stein)
2 Orangen
Salz, Pfeffer aus der Mühle
1-2 EL Honig
2 EL Apfelessig
3 EL Olivenöl
40 g geröstete Cashewkerne

Pro Portion:
ca. 257 kcal
6 g EW; 12 g F; 26 g KH

Den Fenchel putzen, waschen und halbieren, dabei den harten Strunk entfernen. Fenchel grob zerkleinern und mit den Datteln im Mixtopf 5 Sekunden / Stufe 5 hacken.

Die Orangen so großzügig schälen, dass auch die weiße Haut mit entfernt wird. Die Filets zwischen den einzelnen Trennhäuten herausschneiden, den austretenden Saft auffangen und den Rest der Orangen gut auspressen. Salz, Pfeffer, Honig, Essig, Olivenöl und Orangensaft in den Mixtopf geben und 5 Sekunden / Stufe 3 vermischen.

Die Cashewkerne in einer beschichteten Pfanne ohne Fett duftend anrösten. Den Fenchelsalat mit den Orangenfilets und Cashewkernen anrichten und sofort servieren. Dazu passt Ciabatta.

TIPP

Wer den Salat nicht gleich essen kann, sollte das Dressing extra zubereiten und erst kurz vor dem Verzehr unterheben.
So bleibt der Salat schön knackig!

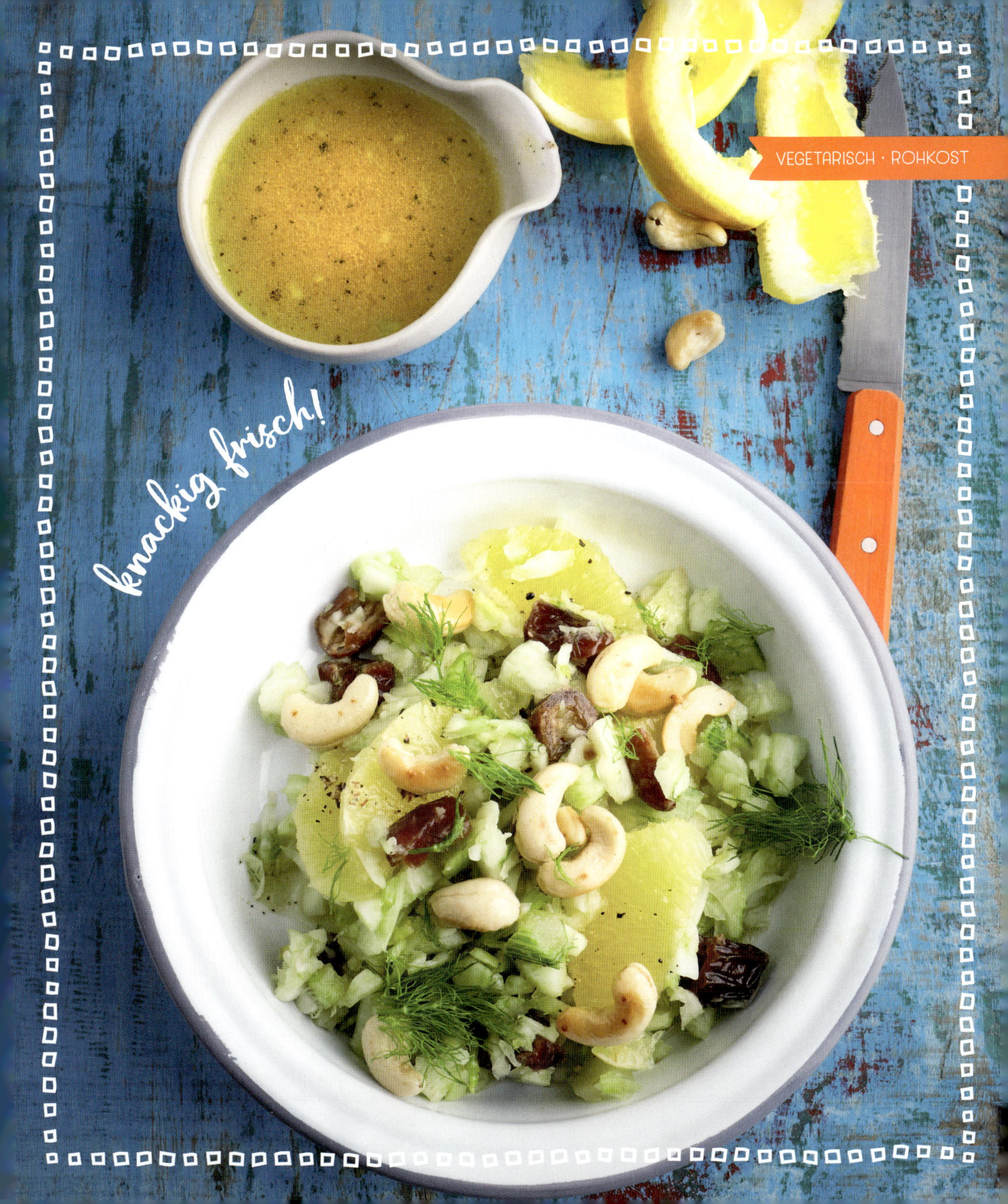
VEGETARISCH · ROHKOST
knackig frisch!

DIE GESUNDHEIT
WOHNT BEIM BAUERN,
SAGTE MAN
FRÜHER SCHON.
DANN ALSO
NICHTS WIE LOS:
RAUS AUFS FELD, ZUM
GRÜNEN MARKT,
ANS EIGENE
GEMÜSEBEET. WER WEISS,
WOHER SEIN GEMÜSE
KOMMT, DER
BEKOMMT DIE GANZE
LADUNG AN
VITAMINEN UND
VITALSTOFFEN AB – BEI
VOLLEM GESCHMACK,
SELBSTVERSTÄNDLICH.

GEMÜSE

ZUM SATTESSEN

· MIT ESPRESSO-NUSS-PESTO ·

SPAGHETTI

FÜR 4 PERSONEN · CA. 10 MIN. ZUBEREITUNG · CA. 10 MIN. GAREN

100 g Parmesan (am Stück)
400 g Spaghetti
Salz
1 Knoblauchzehe
140 g Pistazien
10 g Espressobohnen
2 Streifen Bio-Zitronenschale
Pfeffer aus der Mühle
80 g Olivenöl

Pro Portion:
ca. 870 kcal
28 g EW; 48 g F; 77 g KH

Den Parmesan in grobe Stücke schneiden und im Mixtopf 4 Sekunden / Stufe 8 zerkleinern. Für später 40 g in eine Schüssel umfüllen und beiseitestellen.

Die Spaghetti in reichlich Salzwasser nach Packungsanweisung bissfest garen. Vom Garwasser 1 Tasse auffangen und beiseitestellen.

Den Knoblauch schälen und mit den Pistazien, den Espressobohnen und der Zitronenschale zum Parmesan in den Mixtopf geben. Alles 10 Sekunden / Stufe 7 zerkleinern. Salz, Pfeffer und Olivenöl hinzufügen und das Pesto 15 Sekunden/Stufe 5 cremig rühren.

Die Nudeln tropfnass aus dem Topf in eine vorgewärmte Schüssel füllen und das Pesto mit etwas Nudelwasser untermischen. Mit frisch gemahlenem Pfeffer und dem restlichen Parmesan bestreuen und servieren.

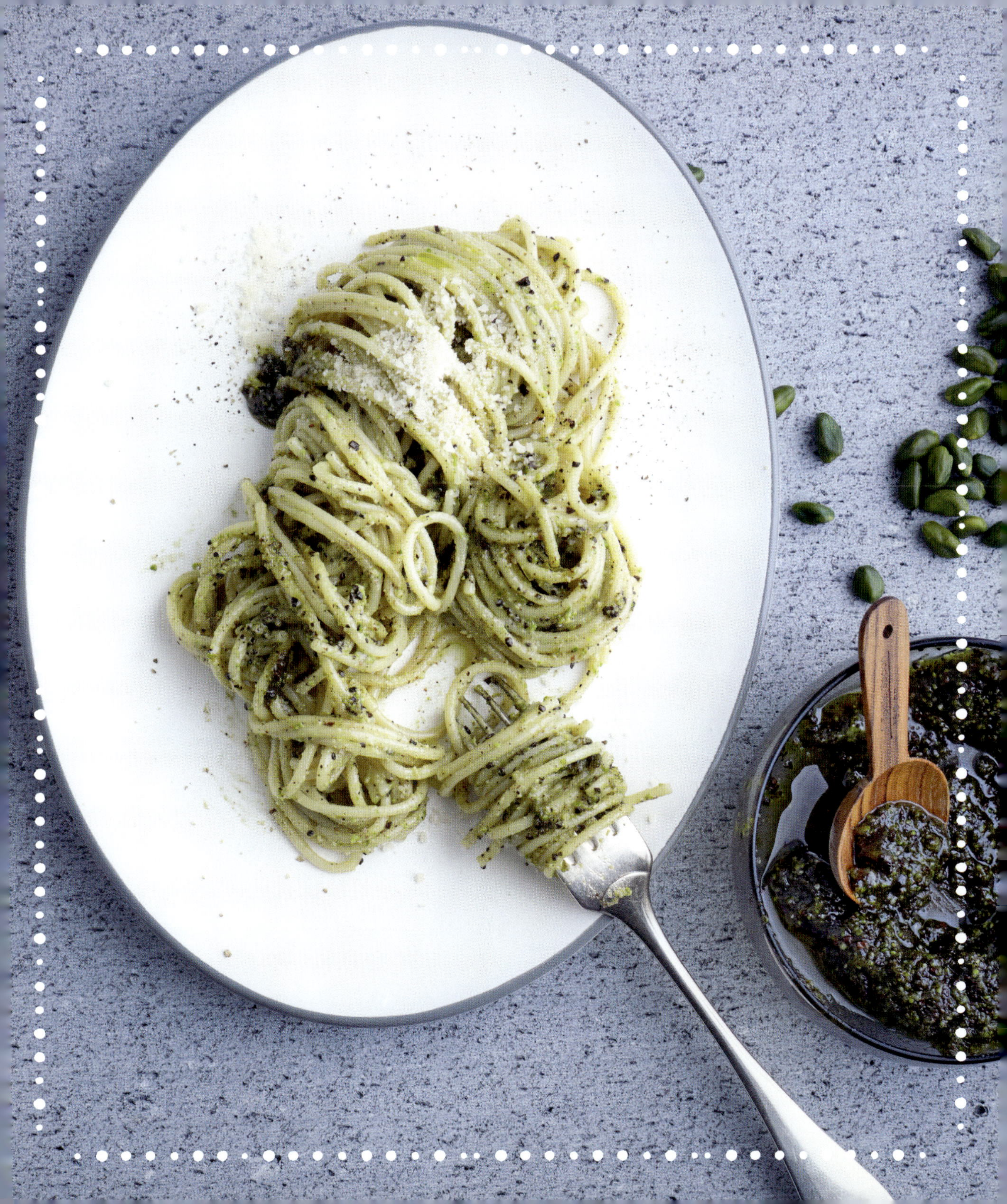

· MIT SCHARFER TOMATEN-ZUCCHINI-SAUCE ·

VOLLKORNPENNE

FÜR 4 PERSONEN · CA. 10 MIN. ZUBEREITUNG · CA. 25 MIN. GAREN

100 g Parmesan (am Stück)
2 Knoblauchzehen
200 g Zucchini
1 rote Chilischote
2 EL Olivenöl
1 EL Honig
400 g Vollkornpenne
Salz
400 g passierte Tomaten
Pfeffer aus der Mühle
1 Handvoll Basilikumblätter

Pro Portion:
ca. 534 kcal
23 g EW; 15 g F; 75 g KH

Den Parmesan in grobe Stücke schneiden und im Mixtopf 4 Sekunden / Stufe 8 zerkleinern. In eine Schüssel umfüllen. Den Mixtopf spülen und trocknen.

Den Knoblauch schälen, die Zucchini waschen und den Stielansatz entfernen. Die Chilischote längs halbieren, entkernen, waschen und mit den Zucchini grob in Stücke schneiden. Das Gemüse im Mixtopf 4 Sekunden / Stufe 7 zerkleinern. Olivenöl und Honig hinzufügen und 7 Minuten / Linkslauf / 120 °C / Stufe 1 dünsten, dabei den Messbecher absetzen.

Die Vollkornpenne in Salzwasser nach Packungsanweisung bissfest garen.

Die passierten Tomaten mit in den Mixtopf geben, die Sauce mit Salz und Pfeffer würzen und 10 Minuten / Linkslauf / 100 °C / Stufe 1 ohne Messbecher garen, dabei den Gareinsatz als Spritzschutz einsetzen.

Das Basilikum waschen und trocken schütteln, die Blätter klein zupfen. Die Nudeln tropfnass in eine Schüssel füllen und die Sauce untermischen. Mit den Basilikumblättern und mit Parmesan bestreut servieren.

TIPP

Wenn es gerade schmackhafte Tomaten gibt, kann man natürlich auch halbierte Cocktailtomaten einwiegen und dem Rezept weiter folgen.

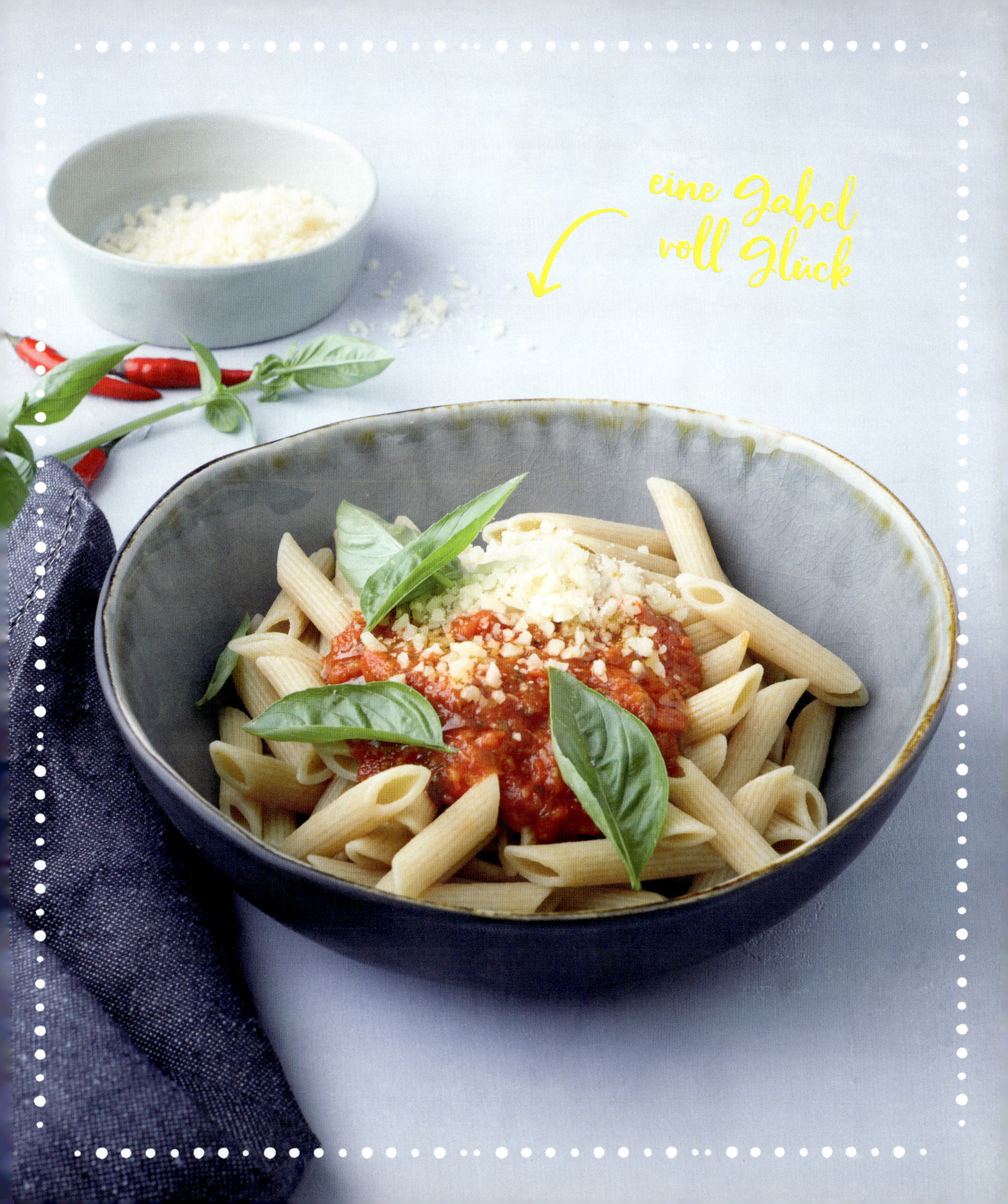
eine Gabel
voll Glück

· MIT ZWIEBELKONFITÜRE ·

PETERSILIENRISOTTO

FÜR 4 PERSONEN · CA. 15 MIN. ZUBEREITUNG · CA. 35 MIN. GAREN

Für den Petersilienrisotto:

80 g Parmesan (am Stück)
1 Zwiebel
2 Knoblauchzehen
1 großes Bund Petersilie
2 EL Olivenöl
230 g Risottoreis
900 g Gemüsebrühe (siehe Seite 64)
1 EL Zitronensaft
2 Lorbeerblätter
Salz, Pfeffer aus der Mühle
20 g kalte Butter

Für die Zwiebelkonfitüre:

2 rote Zwiebeln
1 EL Olivenöl
3 EL Quittengelee (ersatzweise Apfelgelee)
1 EL Aceto balsamico
Salz, Pfeffer aus der Mühle

Pro Portion:

ca. 451 kcal
13 g EW; 19 g F; 56 g KH

Den Parmesan in grobe Stücke schneiden und im Mixtopf 4 Sekunden / Stufe 8 zerkleinern. Den Parmesan in eine Schüssel umfüllen und beiseitestellen. Den Mixtopf spülen und trocknen.

Für die Zwiebelkonfitüre die Zwiebeln schälen, vierteln und im Mixtopf 3 Sekunden / Stufe 4 zerkleinern. Mit dem Spatel nach unten schieben. Das Olivenöl hinzufügen und die Zwiebeln darin 4 Minuten / 120 °C / Stufe 1 dünsten.

Quittengelee, Essig, Salz und Pfeffer mit in den Mixtopf geben und die Mischung 5 Minuten / 100 °C / Stufe 1.5 köcheln lassen. Aus dem Mixtopf in eine Schüssel umfüllen und beiseitestellen. Den Mixtopf spülen und trocknen.

Für den Risotto Zwiebel und Knoblauch schälen und vierteln. Die Petersilie waschen und trocken schütteln. Die Blätter abzupfen, grob zerkleinern und beiseitestellen. Die Petersilienstiele mit Zwiebel und Knoblauch im Mixtopf 5 Sekunden / Stufe 5 zerkleinern. Mit dem Spatel nach unten schieben. Das Olivenöl hinzufügen und die Mischung darin 4 Minuten / 120 °C / Stufe 1 dünsten.

Den Reis dazugeben und 2 Minuten / 120 °C / Stufe 1 dünsten, dabei den Messbecher absetzen. Die Gemüsebrühe und den Zitronensaft dazugießen. Die Lorbeerblätter dazugeben. Den Risotto mit Salz und Pfeffer würzen und 20 Minuten / Linkslauf / 100 °C / Stufe 1 garen.

Die Butter, die Petersilienblätter und etwa 50 g Parmesan mit in den Mixtopf geben und 30 Sekunden / Stufe 1 untermischen. Den Risotto auf tiefe Teller verteilen, mit dem restlichen Parmesan bestreuen und mit einem Klecks Zwiebelkonfitüre servieren.

TIPP

Die Zwiebelkonfitüre schmeckt genauso großartig zu gegrilltem Fleisch.

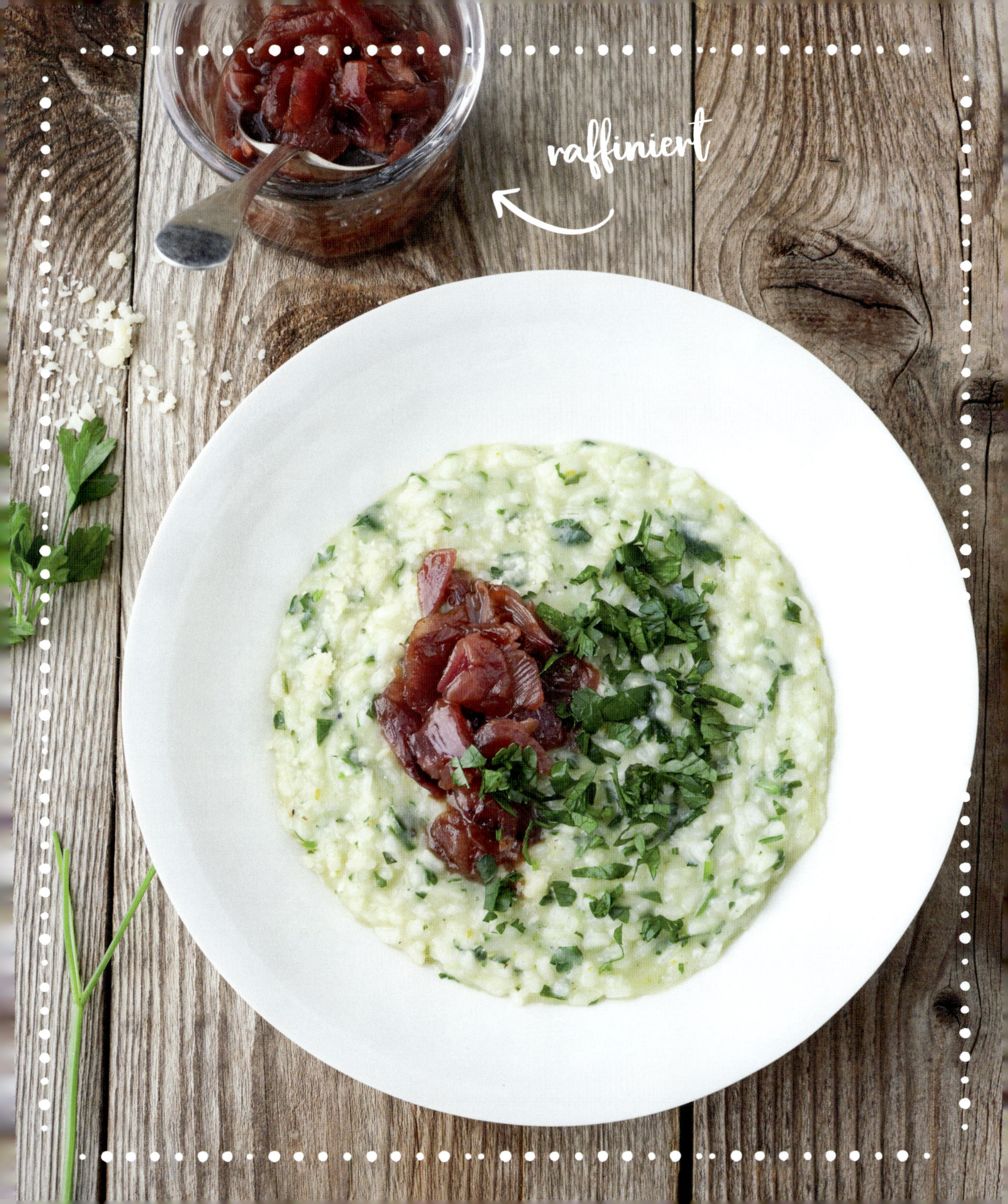
raffiniert

· MIT APFELVINAIGRETTE ·

KARTOFFEL-ENDIVIEN-STAMPF

FÜR 4 PERSONEN · CA. 20 MIN. ZUBEREITUNG · CA. 40 MIN. GAREN

1 kg vorwiegend festkochende Kartoffeln
1 Bund Petersilie
Salz, Pfeffer aus der Mühle
4 EL Olivenöl
1 kleiner Endiviensalat
2 kleine rotschalige Äpfel
6 EL Apfelessig
1 EL Honig

Pro Portion:
ca. 289 kcal
5 g EW; 10 g F; 41 g KH

In den Mixtopf 600 g Wasser einwiegen. Die Kartoffeln mit der Schale gründlich waschen und in den Varomaaufsatz legen. Varoma verschließen und je nach Größe der Kartoffeln 30 bis 40 Minuten / Varoma weich garen. Den Varoma absetzen und die Kartoffeln ausdampfen lassen. Die Kartoffeln schälen.

Die Petersilie waschen und trocken schütteln, die Blätter abzupfen und im Mixtopf 2 Sekunden / Stufe 7 zerkleinern.

Die Kartoffeln halbieren und mit in den Mixtopf geben. Mit Salz und Pfeffer würzen, das Olivenöl dazugeben und 3 Sekunden / Stufe 3 untermischen.

Den Salat putzen, waschen und trocken schleudern, die Blätter in mundgerechte Stücke zupfen. Die Salatblätter unter den Kartoffelstampf mischen.

Die Äpfel waschen und vierteln, dabei die Kerngehäuse entfernen. Das Fruchtfleisch in dünne Scheiben schneiden und mit Essig, Honig, Salz und Pfeffer mischen. Die Apfelvinaigrette mit dem Kartoffel-Endivien-Stampf servieren.

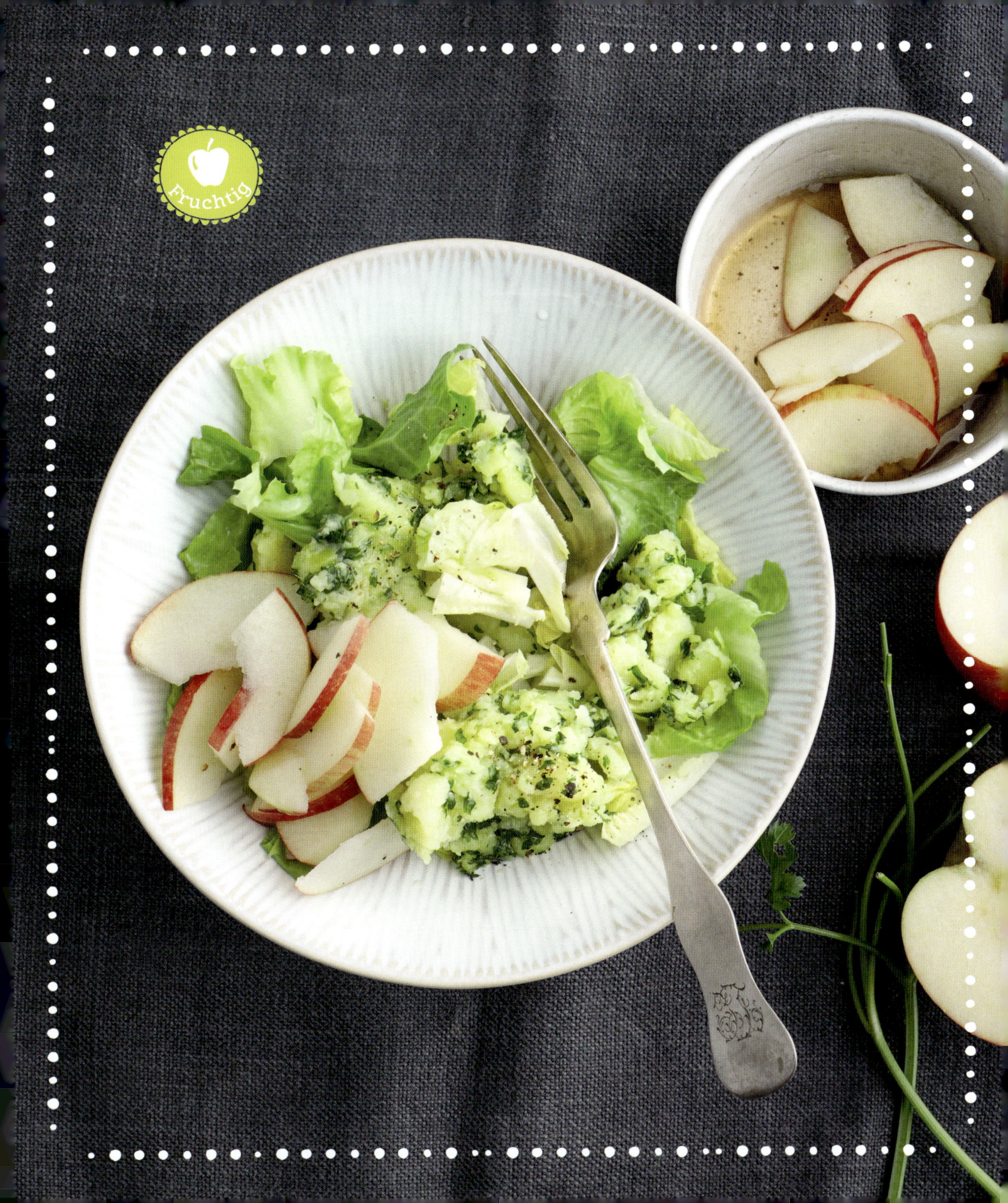
Fruchtig

BLUMENKOHL-LINSEN-CURRY

FÜR 4 PERSONEN · CA. 15 MIN. ZUBEREITUNG · CA. 40 MIN. GAREN

180 g Belugalinsen
600 g Blumenkohl
1 walnussgroßes Stück Ingwer (ca. 3 cm)
2 Knoblauchzehen
1 Schalotte
1 Stange Zitronengras
2 TL grüne Currypaste
2 EL Kokosblütenzucker
2 EL Sesamöl
2 Dosen Kokosmilch
1 grüne Chilischote
5 Kaffirlimettenblätter (aus dem Asialaden; ersatzweise abgeriebene Schale von 1 Bio-Limette)
3 EL Fischsauce
1 Bund Thaibasilikum

Pro Portion:
ca. 682 kcal
17 g EW; 50 g F; 35 g KH

Die Linsen in den Gareinsatz einwiegen, kalt abspülen und abtropfen lassen. Den Gareinsatz in den Mixtopf einhängen und die Linsen mit 600 g Wasser 20 Minuten/Varoma/Stufe 1 garen. Die Linsen herausnehmen, abtropfen lassen und beiseitestellen.

Den Blumenkohl putzen, waschen und in Röschen teilen. Ingwer, Knoblauch und Schalotte schälen. Vom Zitronengras die welken Außenblätter und die obere, trockene Hälfte entfernen, die untere Hälfte in Scheiben schneiden. Alles im Mixtopf 3 Sekunden / Stufe 5 zerkleinern. Currypaste, Kokosblütenzucker und Sesamöl hinzufügen und 4 Minuten/120 °C / Stufe 1 dünsten. Die Kokosmilch mit in den Mixtopf gießen.

Die Chilischote längs halbieren, entkernen und waschen. Den Blumenkohl, die Kaffirlimettenblätter, die Chilischote und die Fischsauce hinzufügen und das Curry 15 Minuten / Linkslauf / 100 °C /Stufe 1 köcheln lassen.

Die Linsen dazugeben und weitere 2 Minuten im Curry erwärmen. Das Thaibasilikum waschen, trocken schütteln und die Blätter abzupfen. Das Blumenkohl-Linsen-Curry mit den Thaibasilikumblättern und nach Belieben mit Kokosraspeln garniert servieren.

TIPP

Dazu passt Reis oder Fladenbrot.

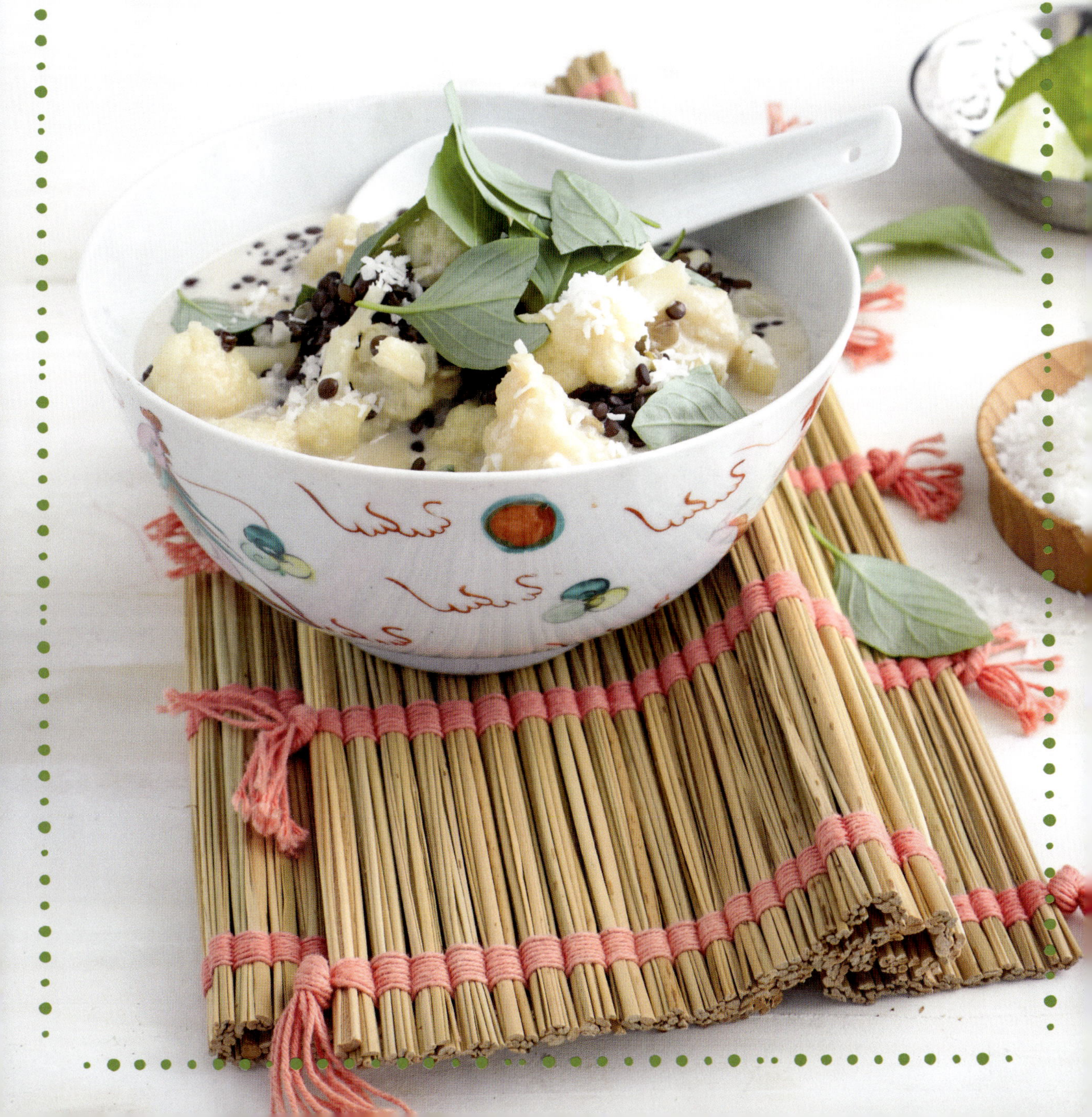

· MIT KÜMMELSCHMAND ·

GRAUPENEINTOPF

FÜR 4 PERSONEN · CA. 20 MIN. ZUBEREITUNG · CA. 50 MIN. GAREN

1 Zwiebel
2 Knoblauchzehen
½ TL Fenchelsamen
2 EL Olivenöl
120 g Graupen
1000 g Gemüsebrühe
(siehe Seite 64)
1 Lorbeerblatt
2 Möhren
100 g Petersilienwurzel
300 g Wirsing
1 Bund Petersilie
½ Bund Majoran
Salz, Pfeffer aus der Mühle
150 g Schmand
1 EL Zitronensaft
1 TL gehackter Kümmel

Pro Portion:
ca. 318 kcal
9 g EW; 16 g F; 32 g KH

Zwiebel und Knoblauch schälen, grob zerkleinern und mit den Fenchelsamen im Mixtopf 3 Sekunden / Stufe 7 zerkleinern. Die Mischung mit dem Spatel nach unten schieben, das Olivenöl hinzufügen und 4 Minuten / 120 °C / Stufe 1 dünsten.

Graupen und Gemüsebrühe in den Mixtopf einwiegen, das Lorbeerblatt dazugeben und 45 Minuten / Linkslauf / 100 °C / Stufe 1 garen.

Die Möhren und die Petersilienwurzel schälen und in kleine Würfel schneiden. Die Gemüsewürfel nach 20 Minuten zu den Graupen in den Mixtopf geben und mitgaren. Den Wirsing putzen und waschen, den harten Strunk entfernen und die Blätter in kleine Stücke zupfen. Den Wirsing nach weiteren 15 Minuten zum Eintopf geben und mitgaren.

Die Kräuter waschen und trocken schütteln, die Blätter abzupfen und hacken. Den Graupeneintopf nach Ende der Garzeit mit Salz und Pfeffer abschmecken und die gehackten Kräuter unterrühren.

In einer Schüssel Schmand, Zitronensaft und Kümmel mit etwas Salz und Pfeffer verrühren und zum heißen Graupeneintopf servieren.

TIPP

Für Nichtvegetarier kann man diesen Eintopf mit gebratenem Hähnchenbrustfilet servieren.

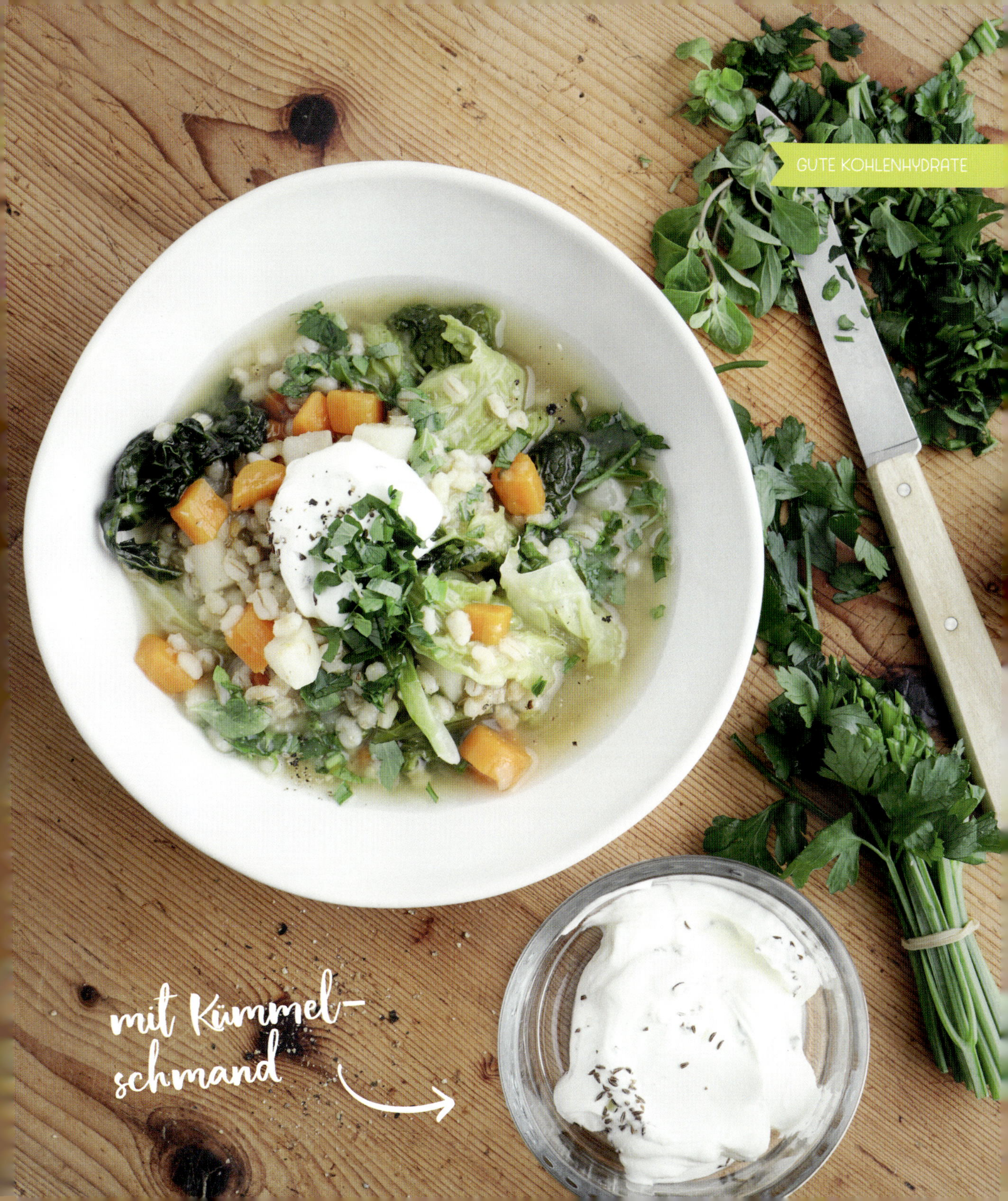
GUTE KOHLENHYDRATE
mit Kümmel-
schmand

SUPPEN

Suppen sind pures Glück im Teller: Sie wärmen von innen heraus und versorgen gleichzeitig mit allerlei Gesundem. Könnte man jeden Tag genießen ... Suppen machen es einem besonders leicht, denn meistens sind sie im Handumdrehen fertig, ohne viel Zuwendung zu brauchen.

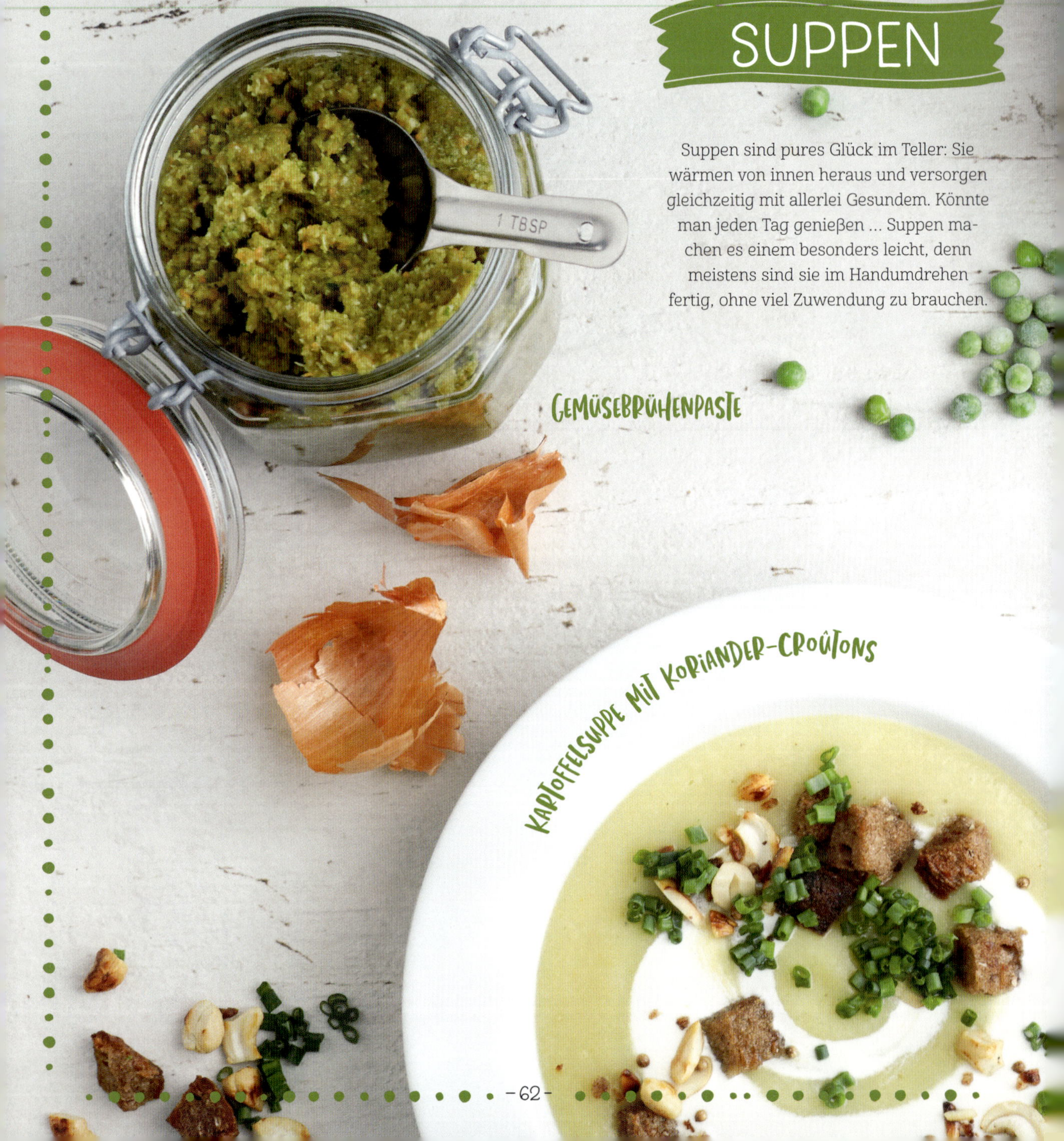

GEMÜSEBRÜHENPASTE

KARTOFFELSUPPE MIT KORIANDER-CROÛTONS

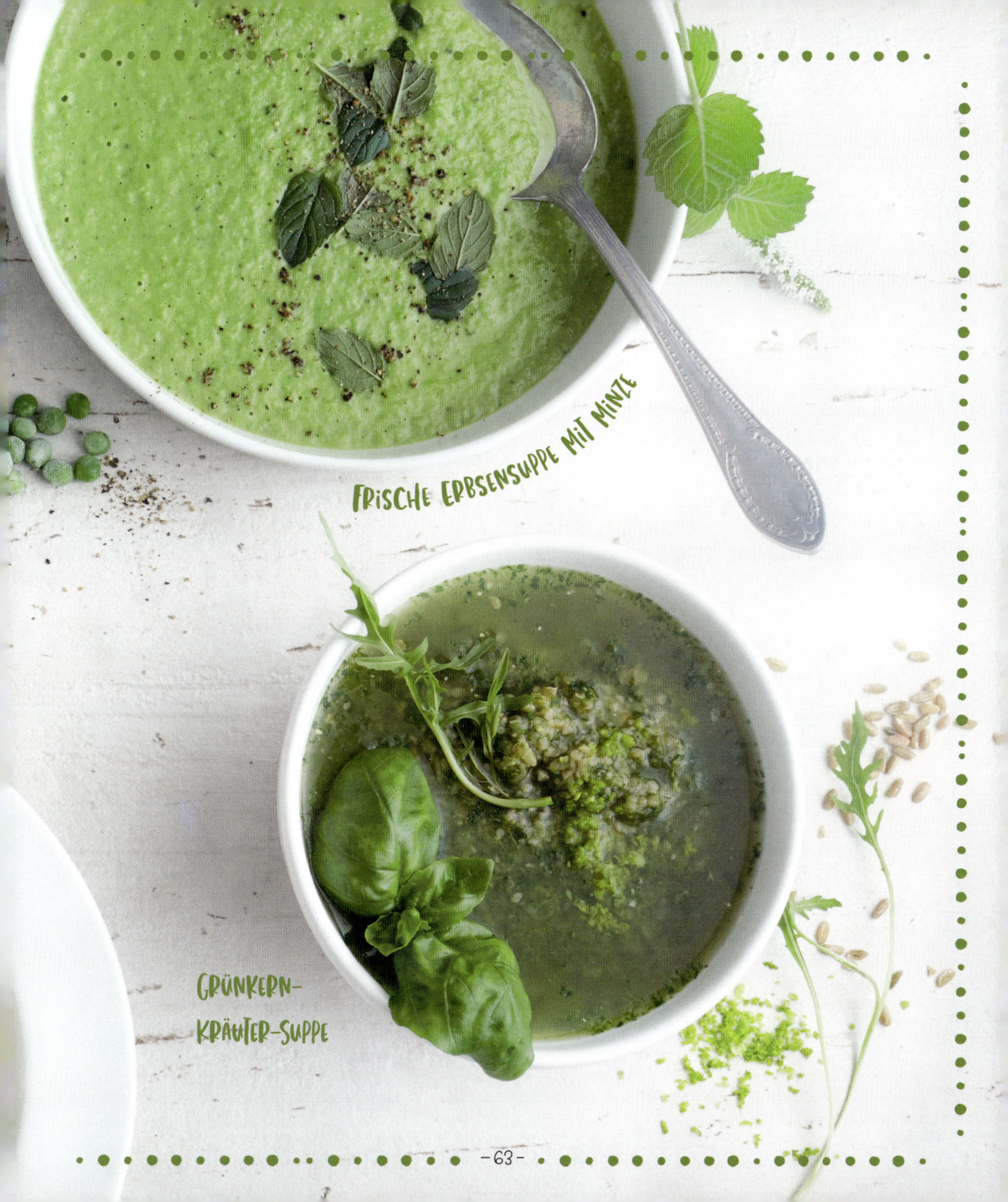

FRISCHE ERBSENSUPPE MIT MINZE

GRÜNKERN-KRÄUTER-SUPPE

· VEGANE ·

GEMÜSEBRÜHENPASTE

FÜR CA. 1800 G · CA. 30 MIN. ZUBEREITUNG

450 g Möhren, **100 g Petersilienwurzel** und **150 g Knollensellerie** schälen. **1 Fenchelknolle** putzen und waschen. **3 Zwiebeln**, **4 Knoblauchzehen**, **1 haselnussgroßes Stück Ingwer** und **50 g Meerrettichwurzel** schälen. Alles Gemüse grob zerkleinern. **1 Bund Petersilie** und **½ Bund Thymian** waschen, trocken schleudern, die Petersilie grob zerkleinern und die Thymianblätter abzupfen. Alle Zutaten mit **1 TL Zimtpulver**, **3 Zesten Bio-Limettenschale**, **20 g getrockneten Pilzen**, **5 g Fenchelsamen**, **1 EL Pfefferkörnern** und **230 g Salz** im Mixtopf bis Stufe 10 ansteigend pürieren. Die Paste gut verschlossen und kühl aufbewahren. Auf 500 g Wasser 2 gestrichene EL Paste verwenden. Sie hält sich etwa 4 Monate.

· MIT KORIANDER-CROÛTONS ·

KARTOFFELSUPPE

FÜR 4 PERSONEN · CA. 10 MIN. ZUBEREITUNG · CA. 30 MIN. GAREN

1 Gemüsezwiebel, **2 Knoblauchzehen** und **150 g Petersilienwurzel** schälen und im Mixtopf 10 Sekunden / Stufe 8 hacken und nach unten schieben. **1 EL Olivenöl** dazugeben und 9 Minuten/120 °C/Stufe 1 (ohne Messbecher) dünsten. **600 g geschälte Kartoffeln** grob würfeln und im Mixtopf 4 Sekunden /Stufe 5 zerkleinern. **800 g Gemüsebrühe** dazugeben und die Suppe erst 20 Minuten /100 °C /Stufe 2 köcheln, dann 10 Sekunden/Stufe 8 ansteigend pürieren. Mit **Salz**, **Pfeffer aus der Mühle** und **1 EL Zitronensaft** abschmecken. **2 Scheiben Bauernbrot** würfeln und in **2 EL Olivenöl** mit **1 EL Koriandersamen** und **40 g gehackten Cashewkernen** anrösten. Die Suppe mit Croûtons und Sauerrahm servieren.

· MIT MINZE ·

FRISCHE ERBSENSUPPE

FÜR 4 PERSONEN · CA. 20 MIN. ZUBEREITUNG

2 Frühlingszwiebeln putzen und grob zerkleinern. **1 Knoblauchzehe** schälen und mit den Frühlingszwiebeln und **1 EL Olivenöl** im Mixtopf erst 5 Sekunden/Stufe 5 zerkleinern, dann 4 Minuten/120 °C/Stufe 1 dünsten. **2 EL Noilly Prat** (franz. Wermut; oder trockenen Weißwein), **800 g Erbsen**, **600 g Gemüsebrühe**, **100 Sahne** und **1 Sternanis** in den Mixtopf geben, mit **Salz** und **Pfeffer** würzen und 12 Minuten /120 °C /Stufe 1 garen. **1 Zweig Minze** waschen und trocken tupfen, die Blätter abzupfen und zur Suppe geben. Den Sternanis wieder entfernen und die Suppe 20 Sekunden /Stufe 8 ansteigend pürieren. Mit **Salz** und **Pfeffer aus der Mühle** abschmecken und heiß servieren.

· VEGANE ·

GRÜNKERN-KRÄUTER-SUPPE

FÜR 4 PERSONEN · CA. 25 MIN. ZUBEREITUNG

60 g gemischte Kräuter waschen und trocken schütteln, Blätter oder Nadeln abzupfen und im Mixtopf 5 Sekunden /Stufe 8 hacken. Die Kräutermischung umfüllen und beiseitestellen. **120 g Grünkern** einwiegen und 6 Sekunden /Stufe 8 schroten. **1 Gemüsezwiebel** und **2 Knoblauchzehen** schälen und grob zerkleinern. Mit in den Mixtopf geben und 2 Sekunden /Stufe 8 hacken. Die Mischung mit **10 g Olivenöl** 6 Minuten /120 °C /Stufe 2 (ohne Messbecher) dünsten. **1000 g Gemüsebrühe** dazugießen und die Suppe 6 Minuten/100 °C /Stufe 1 köcheln lassen. Die Kräuter 15 Sekunden /Stufe 3 unterrühren. Die Suppe mit **Salz** und **Pfeffer aus der Mühle** würzen und mit etwas **Limettenschale** bestreuen.

. MIT SALBEIBUTTER .

SPINAT-RICOTTA-KNÖDELCHEN

FÜR 4 PERSONEN · CA. 30 MIN. ZUBEREITUNG · CA. 6 MIN. GAREN

400 g Spinat
200 g Rucola
100 g Parmesan (am Stück)
200 g Ricotta
2 Eier
2 Eigelb
Salz, Pfeffer aus der Mühle
frisch gemahlene Muskatnuss
ca. 100 g Mehl
2 Zweige Salbei
80 g Butter

Pro Portion:
ca. 576 kcal
25 g EW; 34 g F; 40 g KH

Spinat und Rucola verlesen und waschen. Beides in reichlich kochendem Salzwasser 1 Minute blanchieren, kalt abschrecken und in einem sauberen Küchentuch gut ausdrücken.

Den Parmesan im Mixtopf 4 Sekunden / Stufe 8 zerkleinern. In eine Schüssel umfüllen und beiseitestellen.

Spinat und Rucola im Mixtopf 6 Sekunden / Stufe 8 hacken. In den Mixtopf 60 g geriebenen Parmesan und den Ricotta einwiegen, Eier und Eigelb hinzufügen, mit Salz, Pfeffer und Muskat würzen und alles 6 Sekunden / Stufe 4 vermischen. Unter die Masse 100 g Mehl 3 Sekunden / Stufe 4 heben und die Konsistenz des Knödelteiges prüfen: Sollte der Teig noch recht feucht sein, nach und nach noch etwas mehr Mehl einarbeiten.

Von der Masse mit einem nassen Teelöffel kleine Portionen abstechen und mit angefeuchteten Händen zu kleinen Knödelchen formen. Die Knödelchen in reichlich Salzwasser etwa 6 Minuten garen.

Den Salbei waschen und trocken schütteln. Die Butter in einem Töpfchen zerlassen, den Salbei währenddessen in der Butter ziehen lassen.

Zum Servieren die Knödelchen mit einem Schaumlöffel aus dem Topf heben, abtropfen lassen und mit Salbeibutter beträufelt und mit geriebenem Parmesan bestreut servieren.

TIPP

Nie mehr Mehl als unbedingt nötig in den Teig einarbeiten – nur so bleiben die Knödelchen schön locker. Es empfiehlt sich, vorab einen Probeknödel zu kochen.

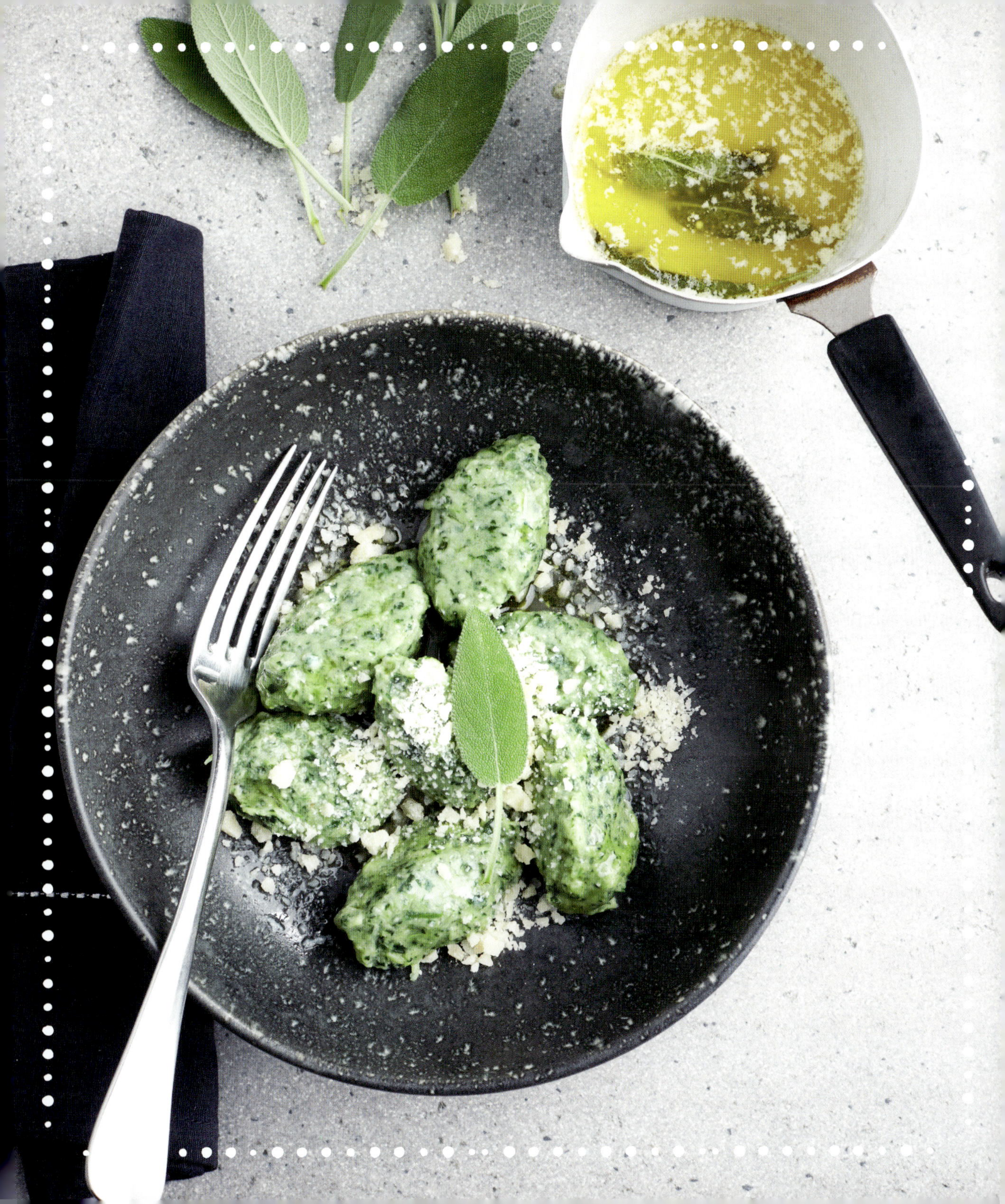

· MIT KRÄUTERJOGHURT ·

KOHLRABIPFLANZERL

FÜR 4 PERSONEN · CA. 30 MIN. ZUBEREITUNG · CA. 5 MIN. GAREN

1 Handvoll gemischte Kräuter (z.B. Schnittlauch, Petersilie, Koriander, Basilikum, Rucola, Kresse etc.)
2 TL körniger Senf
1 EL Apfelessig
2 EL Honig
400 g griechischer Joghurt
3 EL Olivenöl
1 Handvoll essbare Blüten (nach Belieben, z.B. Kapuzinerkresse, Ringelblume, Borretsch, Thymian, Ysop, Rose, Stiefmütterchen etc.)
80 g Milch
2 Scheiben Roggenbrot
1 Zwiebel
2 Knoblauchzehen
2 Kohlrabi mit Grün
1 Handvoll Basilikumblätter
1 Ei
Salz, Pfeffer aus der Mühle
frisch gemahlene Muskatnuss
Semmelbrösel

Pro Portion:
ca. 363 kcal
9 g EW; 24 g F; 26 g KH

Die Kräuter waschen und trocken schütteln, je nach Sorte Blätter und Nadeln abzupfen und im Mixtopf 5 Sekunden / Stufe 8 zerkleinern. Senf, Essig, Honig, Joghurt und 1 EL Olivenöl dazugeben und 8 Sekunden / Stufe 3 untermischen. Nach Belieben die essbaren Blüten waschen, trocken schütteln, abzupfen und unter die Joghurtcreme heben.

Die Milch im Mixtopf 1 Minute / 80 °C / Stufe 1 erwärmen. Das Brot in grobe Stücke zupfen, in einer Schüssel mit der Milch übergießen und einweichen. Den Mixtopf spülen und trocknen.

Zwiebel und Knoblauch schälen, halbieren und im Mixtopf 3 Sekunden/ Stufe 5 zerkleinern. Den Kohlrabi putzen und schälen, vierteln und die Viertel mit den zarten kleinen Kohlrabiblättern und den Basilikumblättern im Mixtopf 6 Sekunden / Stufe 5 zerkleinern. Ei, Gewürze und das eingeweichte Brot zur Gemüsemischung geben und 4 Sekunden / Stufe 2 untermischen. Falls die Masse noch zu feucht ist, etwas Semmelbrösel dazugeben.

Aus der Masse 12 Kugeln formen und flach drücken. Die Kohlrabipflanzerl in einer Pfanne im restlichen Olivenöl von beiden Seiten knusprig braten. Die Pflanzerl schmecken sowohl warm als auch kalt.

TIPP

Wenn man die Joghurtcreme mit je 2 EL Apfelessig und Wasser verlängert, wird ein besonders hübsches Salatdressing daraus.

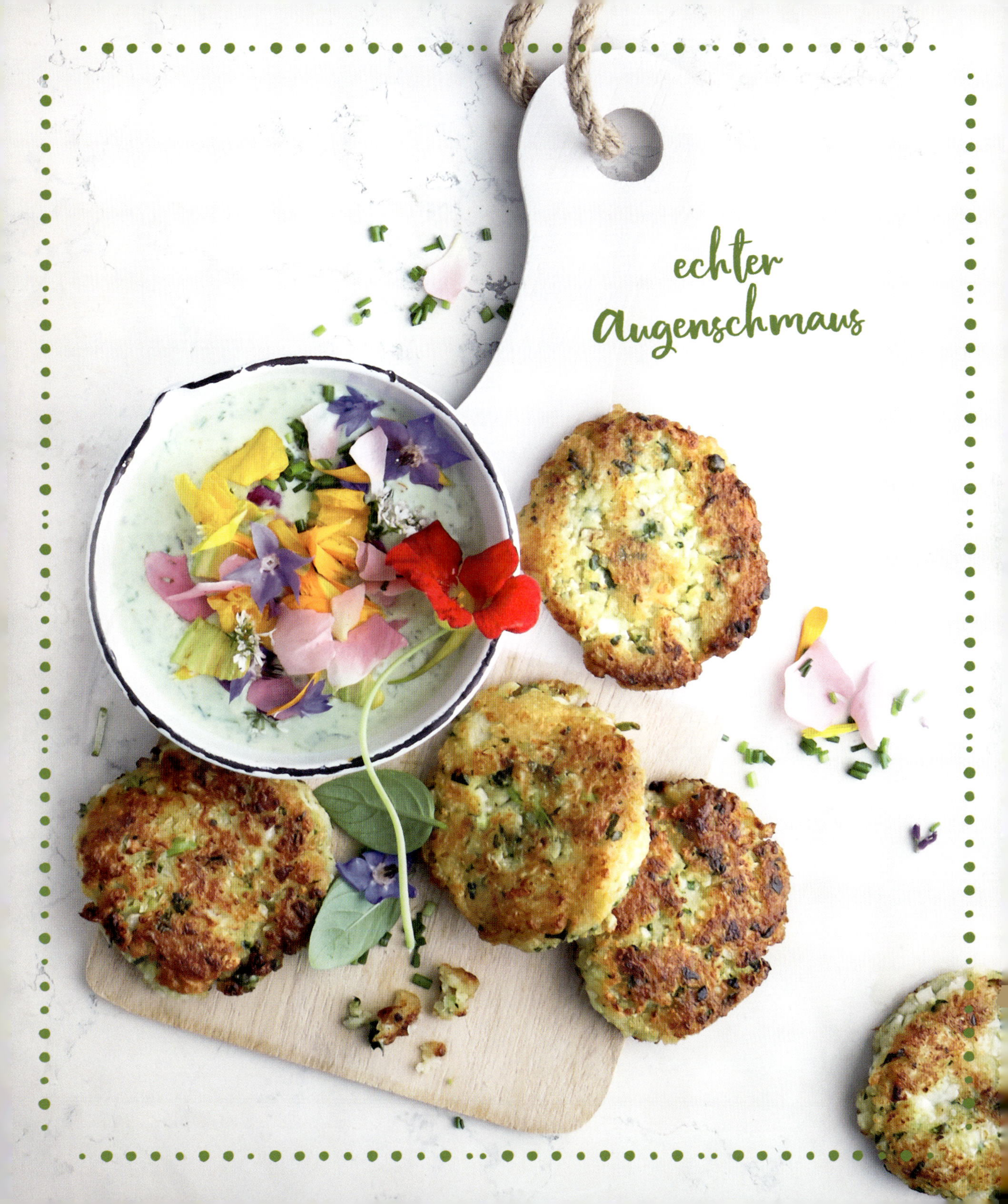
echter
Augenschmaus

· MIT BIRNEN-FENCHEL-SALAT ·

LINSENBRATLINGE

FÜR 4 PERSONEN · CA. 30 MIN. ZUBEREITUNG · 30 MIN. KÜHLEN · CA. 50 MIN. GAREN

Für die Bratlinge:

200 g Belugalinsen
50 g Parmesan (am Stück)
3 Knoblauchzehen
1 Zwiebel
400 g Zucchini
1 EL Oivenöl
Salz, Pfeffer aus der Mühle
1 Bund Petersilie
2 Eier
80 g feine Haferflocken
3 EL Kokosöl (oder Olivenöl)

Für den Birnen-Fenchel-Salat:

1 Birne
1 kleiner Gemüsefenchel
4 EL Olivenöl
6 EL Apfelessig
Salz, Pfeffer aus der Mühle

Pro Portion:

ca. 549 kcal
25 g EW; 28 g F; 42 g KH

Die Linsen in den Gareinsatz einwiegen, kalt abspülen und abtropfen lassen. Den Gareinsatz in den Mixtopf einhängen und die Linsen mit 1500 g Wasser 20 Minuten / 100 °C / Stufe 2 garen. Die Linsen herausnehmen, abtropfen lassen und beiseitestellen. Den Mixtopf spülen und trocknen. Den Parmesan im Mixtopf 8 Sekunden / Stufe 10 zerkleinern, in eine Schüssel umfüllen und beiseitestellen.

Knoblauch und Zwiebel schälen und halbieren. Die Zucchini putzen, waschen und in grobe Würfel schneiden. Knoblauch, Zwiebel und Zucchini im Mixtopf 5 Sekunden / Stufe 5 zerkleinern. Die Gemüseraspel im heißen Olivenöl anbraten und mit Salz und Pfeffer würzen.

Die Petersilie waschen und trocken schütteln, die Blätter im Mixtopf 3 Sekunden / Stufe 8 zerkleinern. Zwei Drittel der Linsen, Parmesan, Eier und Haferflocken mit in den Mixtopf geben und 30 Sekunden / Stufe 5 zerkleinern. Die restlichen Linsen und das Gemüse mit dem Spatel unterheben. Aus der Masse mit angefeuchteten Händen 20 kleine Bratlinge formen und diese 30 Minuten kühl stellen.

Das Kokosöl in einer Pfanne erhitzen und die Linsenbratlinge darin auf jeder Seiten knusprig anbraten.

Für den Birnen-Fenchel-Salat die Birne schälen und vierteln, dabei das Kerngehäuse entfernen. Den Fenchel putzen, waschen und achteln, den harten Strunk entfernen. Birne und Fenchel mit Olivenöl, Essig, Salz und Pfeffer im Mixtopf 5 Sekunden / Stufe 4 zerkleinern. Den Salat zu den Linsenbratlingen servieren.

PASSENDE BEILAGE: Für den großen Hunger kann man noch ein leckeres, cremiges Selleriepüree dazu reichen. Dafür 600 g Knollensellerie putzen, schälen und in grobe Würfel schneiden. In den Mixtopf 600 g Wasser einwiegen. Den Sellerie in den Varomaeinsatz legen, Varoma aufsetzen und verschließen. Den Sellerie 20 Minuten / Varoma / Stufe 1 garen. Den Varoma absetzen und das Wasser aus dem Mixtopf abgießen. Den Sellerie im Mixtopf 15 Sekunden / Stufe 8 pürieren. 50 g Sahne, 100 g Milch, 1 EL Butter und 1 Prise geriebene Muskatnuss dazugeben und erst 30 Sekunden / Stufe 8 untermischen, dann 5 Minuten / Linkslauf / 40 °C / Stufe 1 warm halten.

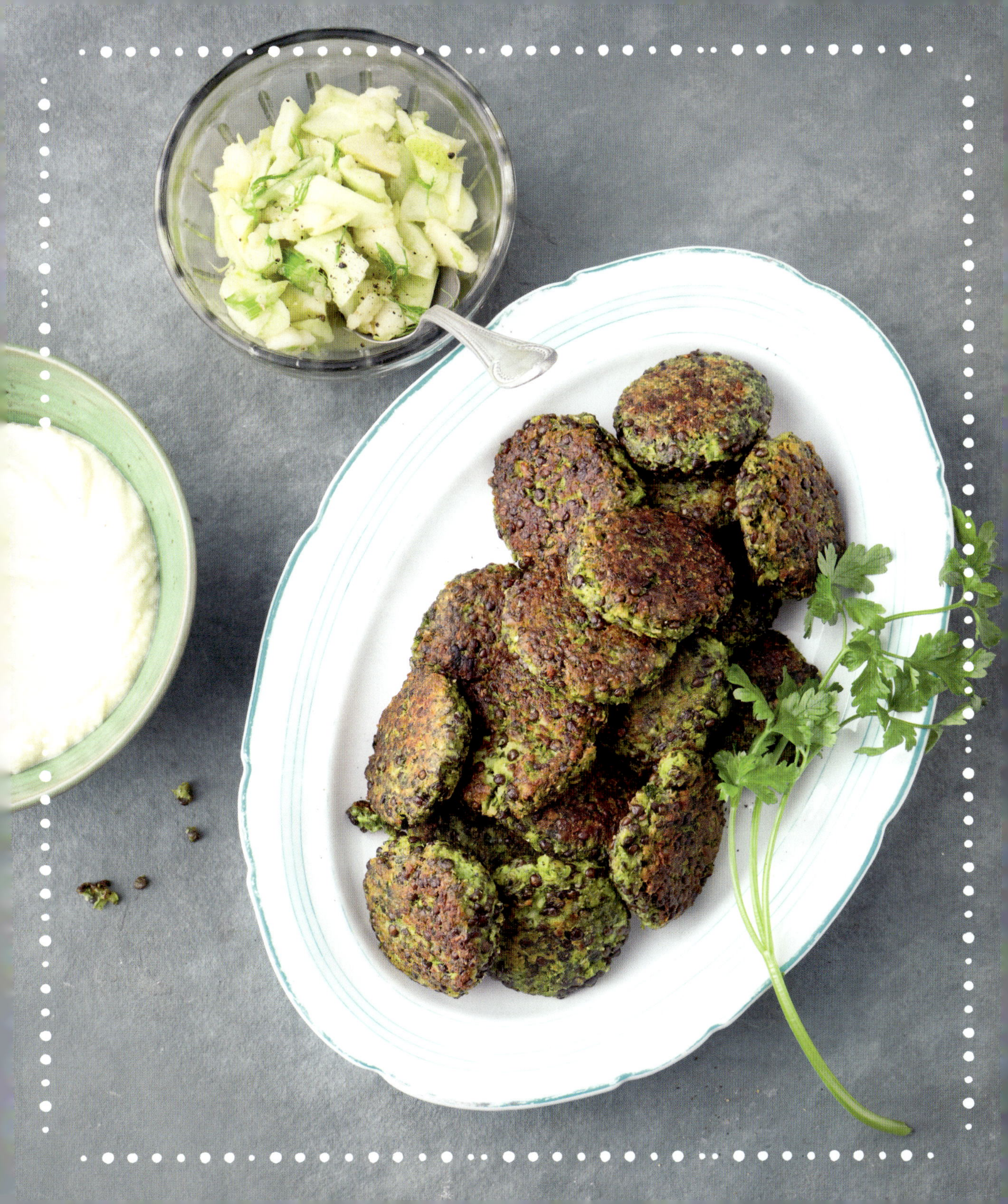

· MIT FEIGEN UND ZIEGENKÄSE ·

BLUMENKOHLPIZZA

FÜR 4 PERSONEN · CA. 25 MIN. ZUBEREITUNG · CA. 35 MIN. GAREN

800 g Blumenkohl
300 g Bergkäse
4 Eier
Salz, Pfeffer aus der Mühle
frisch geriebene Muskatnuss
1 Radicchio
8 Feigen
200 g Ziegenweichkäse
2 Zweige Rosmarin
4 EL Honig

Pro Portion:
ca. 656 kcal
44 g EW; 40 g F; 27 g KH

Den Backofen auf 180 °C Umluft vorheizen. Den Blumenkohl putzen und waschen, den Stiel wenn nötig schälen. Den Blumenkohl in grobe Stücke schneiden und im Mixtopf 15 Sekunden / Stufe 5 zerkleinern. Ein Backblech mit Backpapier belegen, den Blumenkohl darauf verteilen und im Ofen auf der mittleren Schiene 10 Minuten garen.

Den Käse in grobe Würfel schneiden und im Mixtopf 30 Sekunden / Stufe 4 zerkleinern. Eier, Salz, etwas Pfeffer und 1 Prise Muskat hinzufügen und 5 Sekunden / Stufe 4 verrühren. Den lauwarmen Blumenkohl dazugeben und 20 Sekunden / Stufe 3 untermischen.

Das Backblech mit Backpapier auslegen. Die Blumenkohlmasse auf dem Backblech entweder zu 4 Fladen formen oder gleichmäßig auf dem gesamten Blech verteilt etwa 25 Minuten backen.

Inzwischen den Radicchio waschen und trocken schütteln. Die Feigen waschen und vierteln. Den Ziegenkäse in Scheiben schneiden. Den Rosmarin waschen, trocken schütteln und klein zupfen.

Den Blumenkohlboden herausnehmen und noch warm mit Radicchio, Feigen, Ziegenkäse und Rosmarin belegen und mit Honig beträufelt servieren.

TIPP

Genauso köstlich schmeckt eine Variante mit Birne und Gorgonzola statt Feigen und Ziegenkäse.

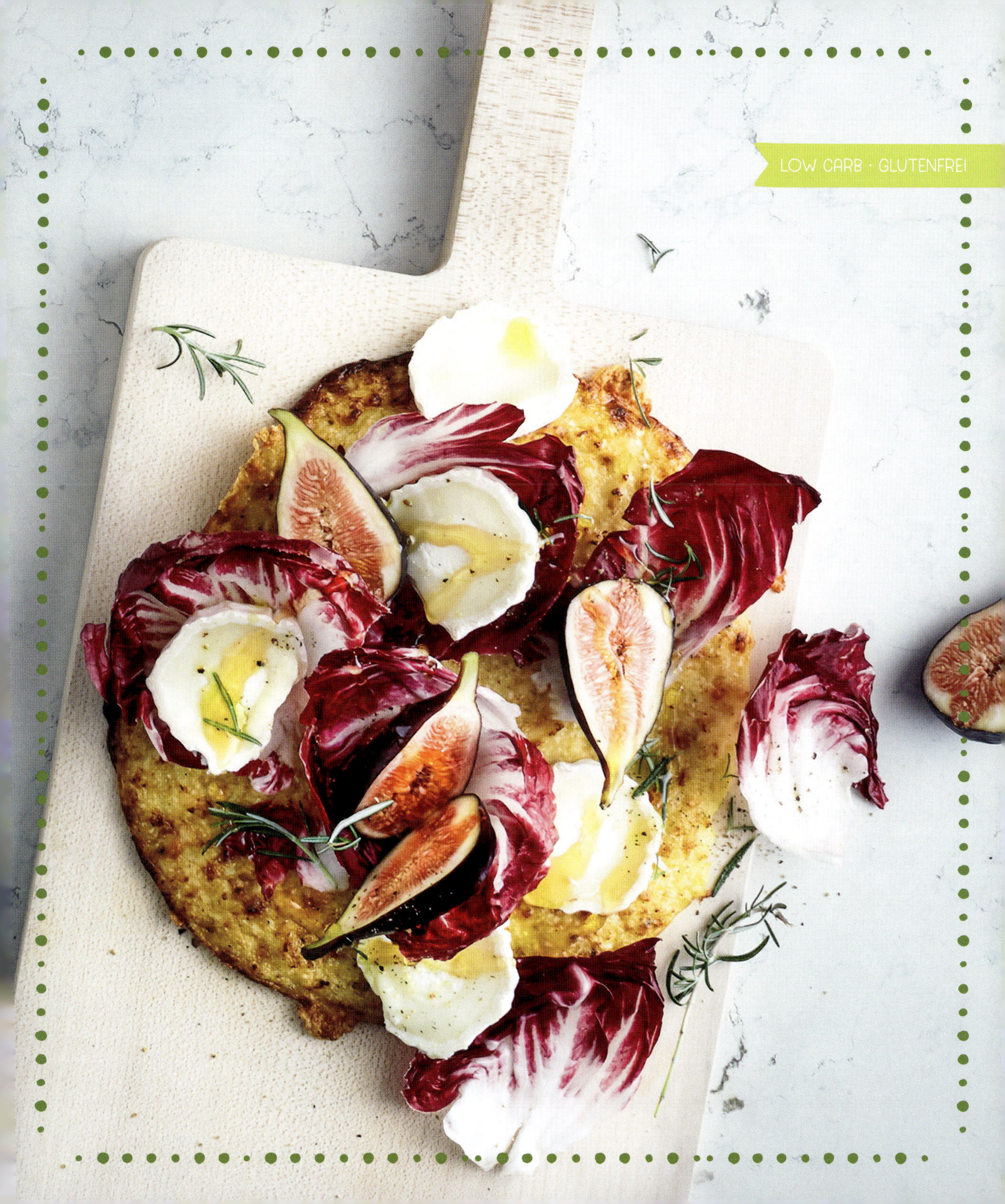
LOW CARB · GLUTENFREI

GUTES FLEISCH GIBT
GUTE BRÜHE –
WAS FÜR FLEISCH GILT,
PASST GENAUSO FÜR
FISCH: QUALITÄT IST
DAS A UND O BEIM ESSEN.
BEWUSST IN DEN
SPEISEPLAN INTEGRIERT,
VERSORGEN
FISCH UND FLEISCH DEN
ORGANISMUS
MIT VIEL GUTEM
UND SORGEN LECKER
FÜR ABWECHSLUNG.

LECKER

MIT FISCH UND FLEISCH

· MIT FELDSALATPESTO ·

GEBRATENE SCHWEINEFILETS

FÜR 4 PERSONEN · CA. 25 MIN. ZUBEREITUNG · CA. 45 MIN. GAREN

Für das Kartoffel-Apfel-Gratin:
500 g Kartoffeln
2 Äpfel (z.B. Braeburn)
1 Knoblauchzehe
150 g Sahne
100 g Milch
1 EL Butter für die Form
Salz, Pfeffer aus der Mühle
frisch geriebene Muskatnuss

Für das Feldsalatpesto:
250 g Feldsalat
40 g Cashewkerne
2 EL Zitronensaft
1 Knoblauchzehe
Fruchtfleisch von 1 reifen Avocado

Für die Schweinefilets:
600 g Schweinefilet
Salz, Pfeffer aus der Mühle
4 EL Olivenöl

Pro Portion:
ca. 755 kcal
34 g EW; 52 g F; 34 g KH

Den Backofen auf 200 °C vorheizen. Für das Gratin die Kartoffeln schälen. Die Äpfel waschen, vierteln und entkernen. Kartoffeln und Apfelviertel auf einem Gemüsehobel in dünne Scheiben schneiden.

Den Knoblauch schälen und im Mixtopf 2 Sekunden / Stufe 6 hacken und mit dem Spatel nach unten schieben. Sahne und Milch dazugeben und 3 Minuten / 120 °C / Stufe 1 aufkochen.

Eine ofenfeste Form einfetten. Kartoffeln- und Apfelscheiben in die Form schichten und mit Salz, Pfeffer und Muskat würzen. Das Gratin mit der heißen Sahne-Milch-Mischung übergießen und im Ofen auf der mittleren Schiene 40 Minuten backen.

Inzwischen für das Pesto den Feldsalat verlesen, waschen und trocken schleudern. Die Cashewkerne in einer beschichteten Pfanne ohne Fett duftend anrösten. Feldsalat und Cashewkerne mit den restlichen Zutaten im Mixtopf 7 Sekunden / Stufe 5 fein pürieren.

Für die Schweinefilets das Fleisch in 4 ca. 4 cm dicke Scheiben schneiden und mit Salz und Pfeffer würzen. Das Olivenöl in einer Pfanne erhitzen und das Fleisch darin bei starker Hitze anbraten. Sobald Fleischsaft austritt, wenden – für ein medium gebratenes Steak dieser Größe rechnet man ungefähr 3 bis 3½ Minuten pro Seite. Aus der Pfanne nehmen und kurz ruhen lassen.

Die gebratene Schweinefilets mit dem Feldsalatpesto und dem Kartoffel-Apfel-Gratin anrichten und servieren.

TIPP

Sollte von dem Pesto noch ein kleiner Rest übrig bleiben, mischen Sie es unter frische Pasta: herrlich!

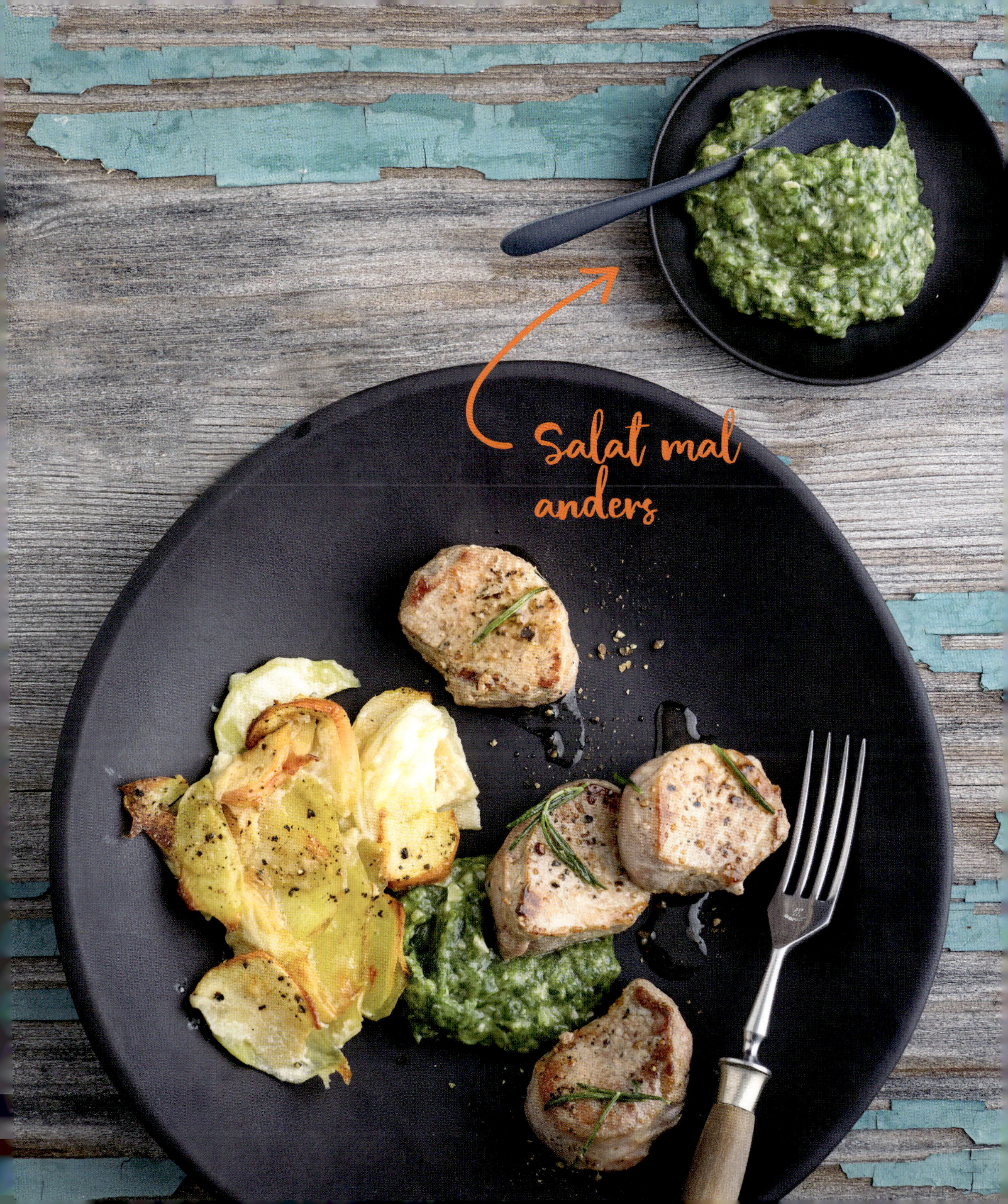
Salat mal
anders

· MIT SPINAT-HACKFLEISCH-ROSINEN-FÜLLUNG ·
REISBLATTRÖLLCHEN

FÜR 4 PERSONEN · CA. 30 MIN. ZUBEREITUNG · CA. 6 MIN. GAREN

12 Reispapierblätter (22 cm Durchmesser; aus dem Asialaden)
4 Knoblauchzehen
1 rote Chilischote
3 EL Sojasauce
1 EL Limettensaft
2 EL Honig
8 EL Kokosmilch
40 g geröstete Erdnüsse
1 walnussgroßes Stück Ingwer
2 EL Sesamöl (ersatzweise Sonnenblumen- oder Rapsöl)
400 g gemischtes Hackfleisch
Salz, Pfeffer aus der Mühle
70 g Babyspinat
20 g Rosinen
4 Stiele Minze
2 kleine Gurken

Pro Portion:
ca. 497 kcal
24 g EW; 32 g F; 27 g KH

Die Reispapierblätter einzeln in eine Schüssel mit kaltem Wasser tauchen und zwischen zwei feuchten Küchentüchern ausbreiten.

Den Knoblauch schälen. Die Chilischote längs halbieren, entkernen, waschen und mit 1 Knoblauchzehe, Sojasauce, Limettensaft, Honig, Kokosmilch und Erdnüssen im Mixtopf 6 Sekunden / Stufe 5 zerkleinern. Die Mischung in eine Schüssel umfüllen und beiseitestellen.

Den Ingwer schälen und mit dem restlichen Knoblauch 3 Sekunden / Stufe 5 im Mixtopf zerkleinern. Die Mischung mit dem Spatel nach unten schieben. Das Sesamöl und das Hackfleisch hinzufügen und alles 6 Minuten / 120 °C / Stufe 1 dünsten, dabei den Messbecher absetzen. Die Hackfleischfüllung mit Salz und Pfeffer würzen. Den Spinat verlesen, waschen und trocken schütteln. Spinat und Rosinen mit in den Mixtopf geben und 4 Sekunden / Stufe 2 untermischen. Die Minze waschen und trocken schütteln, die Blätter abzupfen und grob zerkleinern.

Die Reispapierblätter jeweils im unteren Drittel mit der Spinat-Hackfleisch-Rosinen-Füllung belegen, die Minze darüberstreuen. Jedes Reisblatt an drei Seiten einschlagen und zu einem festen Röllchen aufrollen.

Die Gurken waschen und in Stifte schneiden. Die Reisblattröllchen mit Chilidip und Gurke sofort servieren.

TIPP

Für Gäste die Reisblätter und die Füllung getrennt auf den Tisch stellen – und jeder darf selbst rollen.

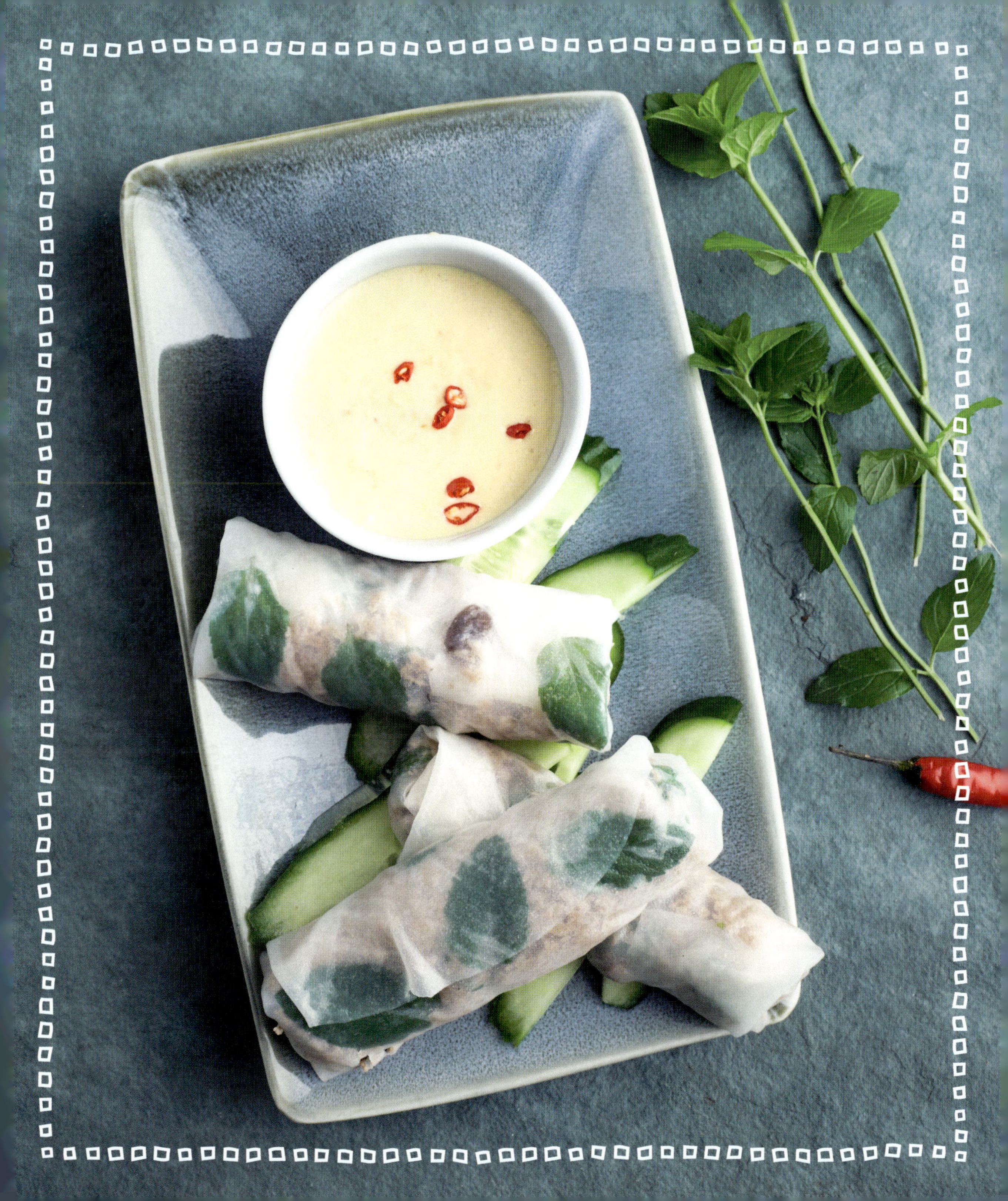

CHILI CON CARNE

FÜR 4 PERSONEN · CA. 20 MIN. ZUBEREITUNG · CA. 45 MIN. GAREN

50 g getrocknete Aprikosen
2 rote Zwiebeln
4 Knoblauchzehen
1 walnussgroßes Stück Ingwer
2 Chilischoten
1 EL Kakaonibs
2 EL Olivenöl
20 g Tomatenmark
1 EL Honig
1 TL Zimtpulver
1 EL gemahlener Kreuzkümmel
350 g Hackfleisch
Salz, Pfeffer aus der Mühle
330 g helles Bier
350 g Hokkaidokürbis
400 g stückige Tomaten (aus der Dose)
240 g Kidneybohnen
Chiliflocken nach Geschmack
4 Schnitze Bio-Limette
einige Korianderblätter
4 EL Schmand

Pro Portion:
ca. 463 kcal
24 g EW; 23 g F; 31 g KH

Die Aprikosen im Mixtopf 3 Sekunden / Stufe 6 hacken und beiseitestellen.

Zwiebeln, Knoblauch und Ingwer schälen und grob hacken. Die Chilischoten längs halbieren, entkernen, waschen und in grobe Stücke schneiden. Alles im Mixtopf mit den Kakaonibs 4 Sekunden / Stufe 5 hacken. Die Mischung mit dem Spatel nach unten schieben. Olivenöl, Tomatenmark, Honig, Zimt und Kreuzkümmel hinzufügen und 6 Minuten / 120 °C / Stufe 1 dünsten, dabei den Messbecher absetzen. Das Hackfleisch dazugeben und weitere 6 Minuten / 120 °C / Stufe 1 ohne Messbecher garen. Das Chili mit Salz und Pfeffer würzen, Bier und 70 g Wasser angießen.

Den Kürbis waschen, vierteln und die Kerne mit einem Löffel entfernen. Das Fruchtfleisch in etwa 2 cm große Würfel schneiden. Kürbis, Tomaten und Aprikosen mit in den Mixtopf geben und 30 Minuten / Linkslauf/100 °C/Stufe 1 garen.

Die Kidneybohnen in einem Sieb abbrausen und abtropfen lassen. Zum Chili in den Mixtopf geben, mit Salz, Pfeffer und Chiliflocken abschmecken und weitere 4 Minuten / Linkslauf/100 °C/ Stufe 1 garen. Das Chili con Carne auf vier Teller verteilen und jeweils mit einigen Korianderblättern, 1 EL Schmand und 1 Limettenschnitz servieren. Dazu passen Tacos, Baguette oder Reis.

TIPP

Für die vegetarische Variante einfach das Fleisch weglassen und den Anteil an Bohnen, Kürbis und Tomaten entsprechend erhöhen. Beide Varianten lassen sich übrigens wunderbar vorbereiten und einfrieren.

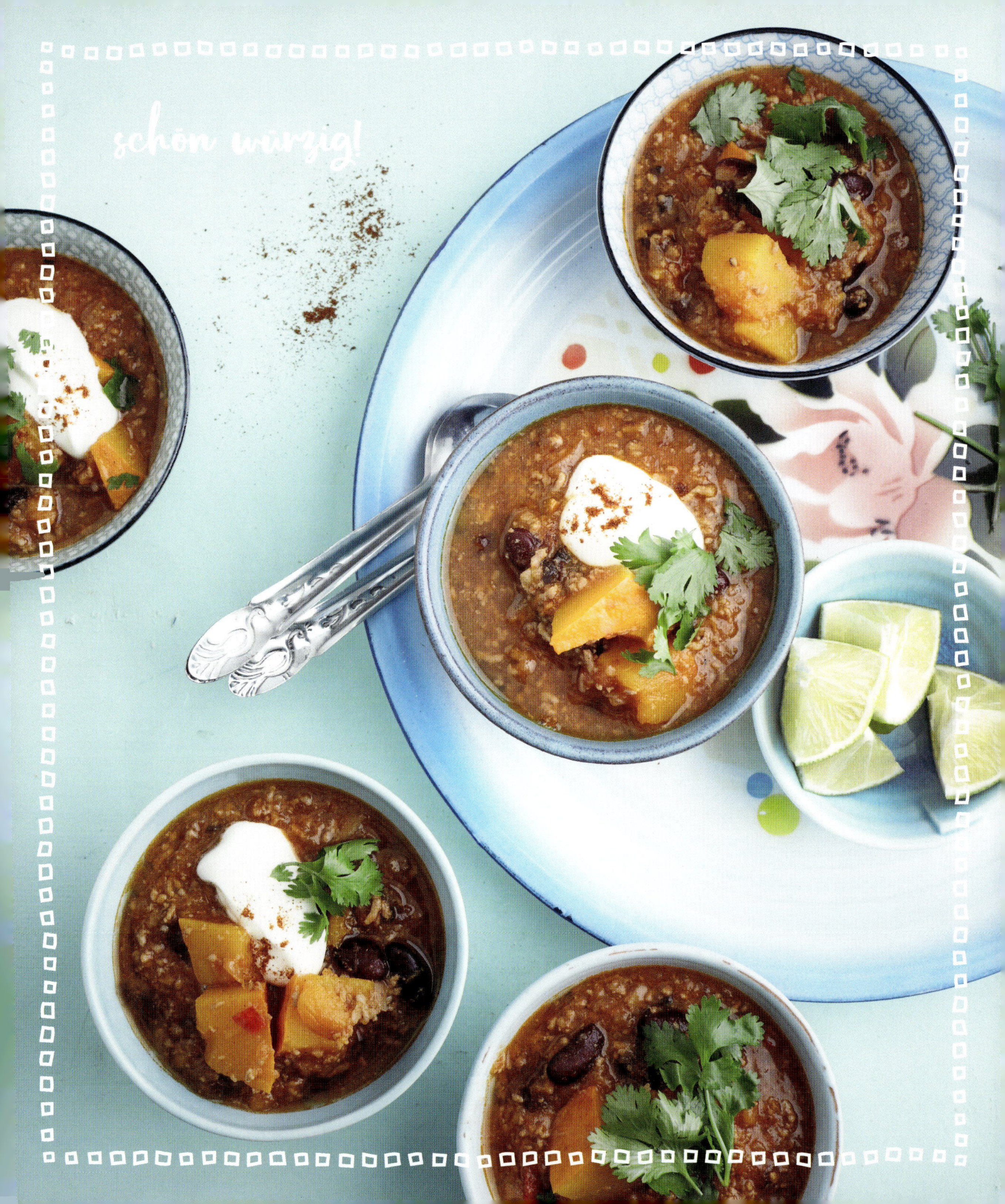
schön würzig!

· MIT SPITZKOHL UND GREMOLATA ·

RINDERSCHMORTOPF

FÜR 4 PERSONEN · CA. 25 MIN. ZUBEREITUNG · CA. 130 MIN. GAREN

Zesten von ½ Bio-Zitrone
1 Bund Petersilie
5 Knoblauchzehe
250 g rote Zwiebeln
2 EL Olivenöl
1 TL ganzer Kümmel
600 g Rindfleisch
20 g Tomatenmark
Salz, Pfeffer aus der Mühle
250 g Weißwein
250 g Gemüsebrühe (siehe Seite 64)
1 Lorbeerblatt
400 g festkochende Kartoffeln
400 g Spitzkohl

Pro Portion:
ca. 396 kcal
36 g EW; 12 g F; 22 g KH

Für die Gremolata die Zitronenzesten grob zerkleinern. Petersilie waschen, trocken schütteln und die Blätter abzupfen. Den Knoblauch schälen. Zitronenzesten, Petersilie und 1 Knoblauchzehe im Mixtopf 6 Sekunden / Stufe 8 zerkleinern. Die Mischung in eine Schüssel umfüllen und zugedeckt kühl stellen.

Für den Schmortopf die Zwiebeln schälen und vierteln. Die Zwiebelviertel im Mixtopf 4 Sekunden / Stufe 5 zerkleinern. Die Mischung mit dem Spatel nach unten schieben, das Olivenöl und den Kümmel hinzufügen und die Zwiebelmischung darin 5 Minuten / 120 °C / Stufe 1 andünsten.

Das Fleisch in mundgerechte Würfel schneiden, mit dem Tomatenmark in den Mixtopf geben und 5 Minuten / 120 °C / Stufe 1 garen. Mit Salz und Pfeffer würzen, den Weißwein dazugießen und 120 Minuten / 100 °C / Stufe 0.5 / Linkslauf garen, dabei den Messbecher absetzen. Nach 20 Minuten Garzeit die Brühe dazugießen und das Lorbeerblatt hinzufügen.

Die Kartoffeln schälen, waschen und in etwa 3 × 3 cm große Würfel schneiden. Vom Spitzkohl die äußeren Blätter entfernen, den Kohl vierteln und den harten Strunk herausschneiden. Den Kohl in Streifen schneiden. Nach 100 Minuten die Kartoffelwürfel in den Mixtopf geben und mitgaren.

Nach 110 Minuten den Spitzkohl dazugeben. Den Rinderschmortopf fertig garen und für die verbleibende Garzeit den Messbecher aufsetzen. Bei Bedarf noch etwas Brühe dazugeben.

Das Lorbeerblatt wieder entfernen, den Rinderschmortopf mit Salz und Pfeffer abschmecken und mit der Gremolata servieren.

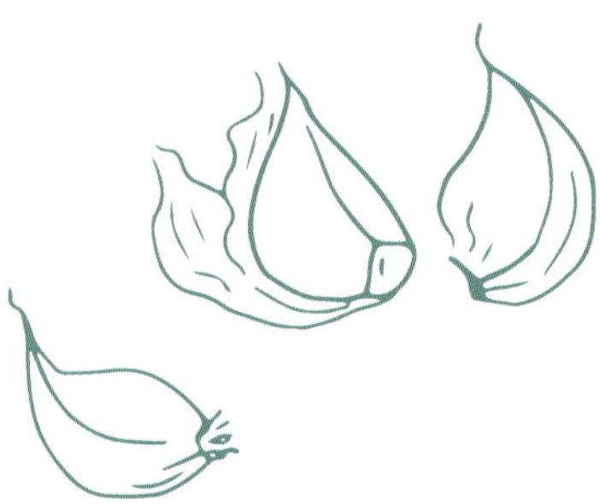

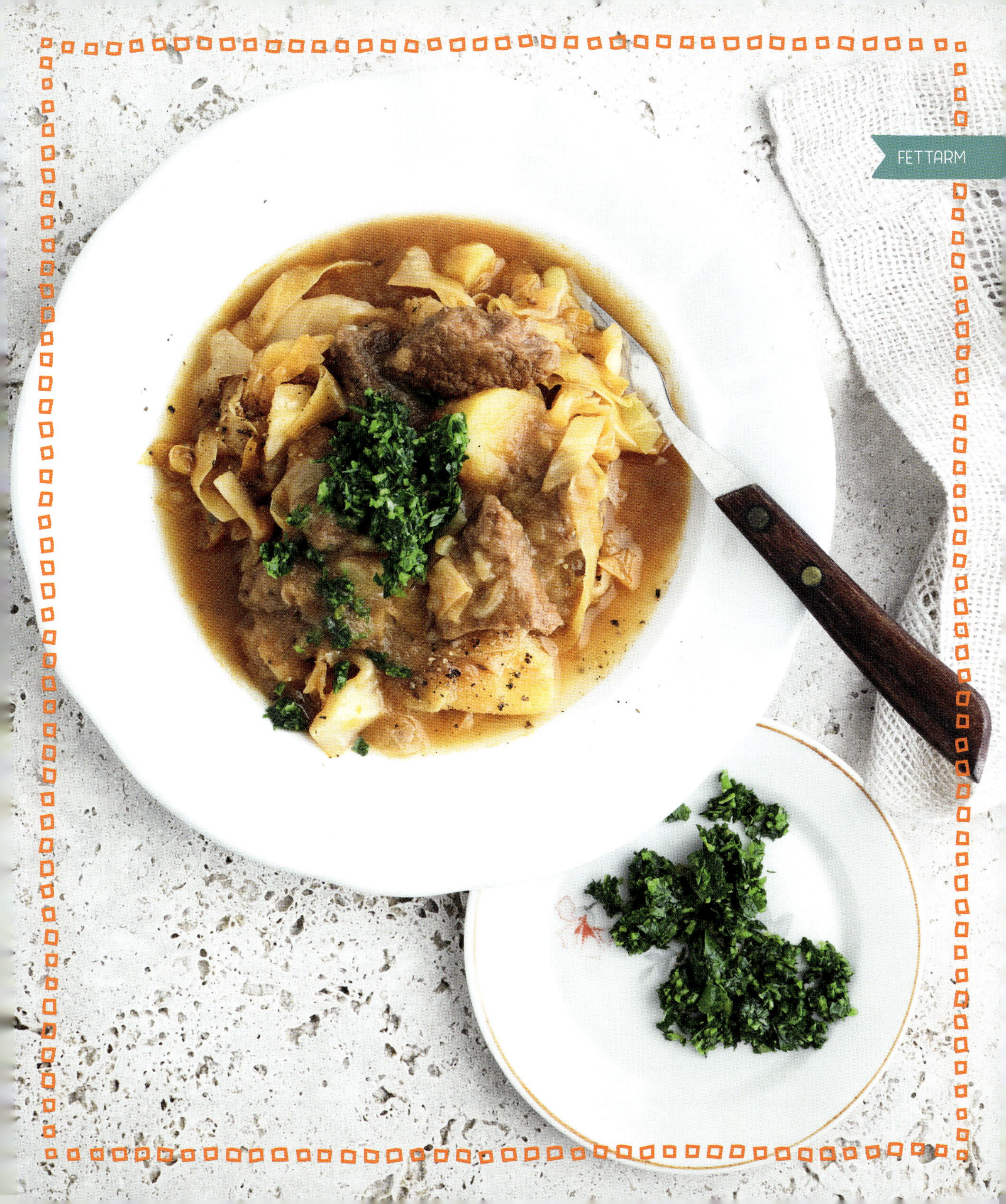
FETTARM

· MIT ROTE-BETE-HUMMUS & RUCOLA ·

GEBRATENE HÜHNERBRUST

FÜR 4 PERSONEN · CA. 20 MIN. ZUBEREITUNG · CA. 25 MIN. GAREN

200 g Rote Beten
2 Knoblauchzehen
Salz
200 g Kichererbsen (aus der Dose)
je 2 Stiele Petersilie und Minze
30 g geröstete Cashewkerne
20 g Tahin (Sesampaste; siehe unten)
4 EL Olivenöl
1 EL Limettensaft
½ TL gemahlener Kreuzkümmel
½ TL Chiliflocken
Pfeffer aus der Mühle
600 g Hühnerbrust ohne Haut
1 Zweig Rosmarin
100 g Rucola
4 Pita-Fladen
4 eingelegte Artischocken

Pro Portion:
ca. 543 kcal
48 g EW; 19 g F; 42 g KH

Die Roten Beten schälen und in Würfel schneiden, dabei am besten Einweghandschuhe tragen. Den Knoblauch schälen und mit den Roten Beten im Mixtopf 5 Sekunden / Stufe 6 hacken. In den Mixtopf 60 g Wasser einwiegen, etwas Salz hinzufügen und alles erst 15 Minuten /100 °C /Stufe 2 garen, dann 30 Sekunden / Stufe 3 fein pürieren.

Inzwischen die Kichererbsen in einem Sieb abspülen und abtropfen lassen. Petersilie und Minze waschen und trocken schütteln, die Blätter abzupfen und klein schneiden. Kichererbsen, Cashewkerne, Tahin, 2 EL Olivenöl, Limettensaft, Kreuzkümmel und Chiliflocken mit in den Mixtopf geben und alles 20 Sekunden /Stufe 7 fein pürieren. Den Hummus mit Salz und Pfeffer abschmecken und mit den Kräutern bestreuen.

Die Hühnerbrust waschen und trocken tupfen, mit Salz und Pfeffer würzen und in einer Pfanne im restlichen Olivenöl von beiden Seiten etwa 10 Minuten bei mittlerer Hitze braten, den Rosmarinzweig dabei mit in die Pfanne legen.

Den Rucola verlesen, waschen und trocken schütteln. Die Pita-Fladen nach Packungsanweisung erwärmen und mit der gebratenen Hühnerbrust, dem Rote-Bete-Hummus, Artischocken und Rucola füllen.

TAHIN SELBER MACHEN: 300 g geschälten Sesamsamen in einer Pfanne ohne Fett unter Rühren duftend anrösten und etwas abkühlen lassen. Im Mixtopf mit 70 g Sonnenblumenöl, 10 g Sesamöl und 1 Prise Salz 5 Sekunden / Stufe 6 zu einer feinen Paste verarbeiten.

Das Tahin sollte eine sämige Konsistenz haben, falls nötig, noch etwas Öl dazugeben. In einem verschlossenen Glas hält Tahin im Kühlschrank etwa 4 Wochen und lässt sich wunderbar in allen möglichen Dips und Saucen verarbeiten.

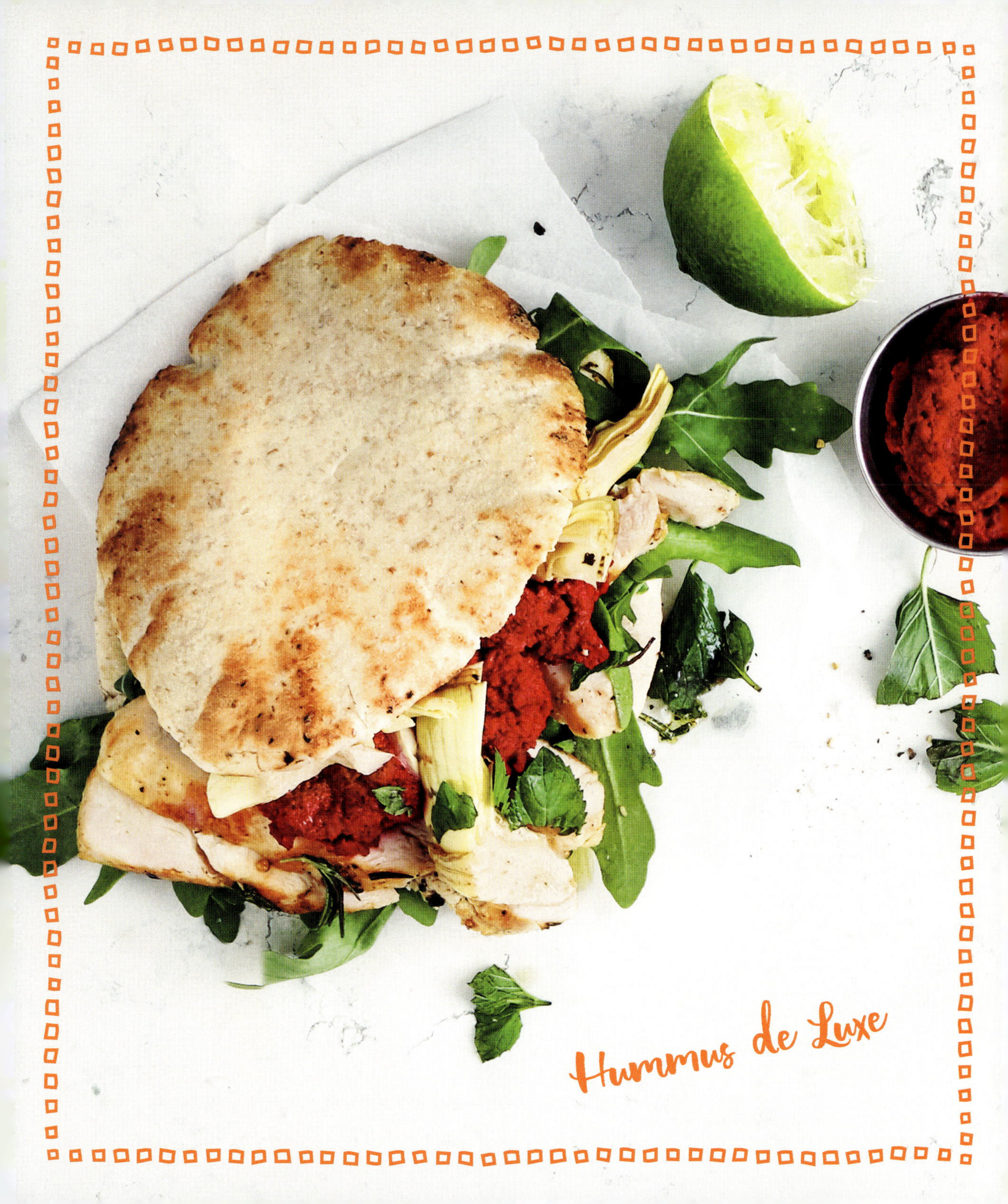
Hummus de Luxe

GESUNDE BEGLEITUNG

Jede Hauptperson braucht eine passende Begleitung - und die muss sich oftmals gar nicht in der zweiten Reihe verstecken: Nicht selten stehlen diese abwechslungsreichen Beilagen dem Star auf dem Teller beinahe die Show.

FRISCH AUS DEM OFEN

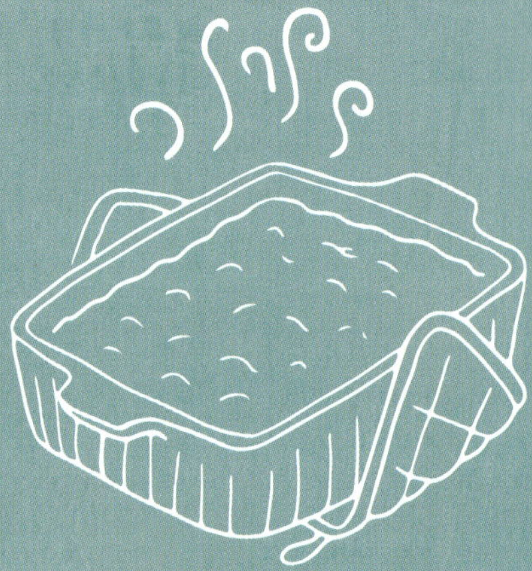

Beilagen aus dem Ofen haben einen Riesenvorteil: Sind sie erst mal im Rohr verschwunden, brauchen sie keine weitere Zuwendung mehr und kommen heiß und lecker auf den Tisch.

Ofengemüse ist klassisch und variantenreich, Kräuter und Gewürze sorgen für eine beinahe endlose Bandbreite an Kombinationsmöglichkeiten. Teige lassen sich in der Turbo-Küchenmaschine leicht und unkompliziert zubereiten, sodass Backwaren wie Brot oder Brötchen ganz frisch mit auf den Tisch wandern.

CREMIG GERÜHRT AUS DEM MIXTOPF

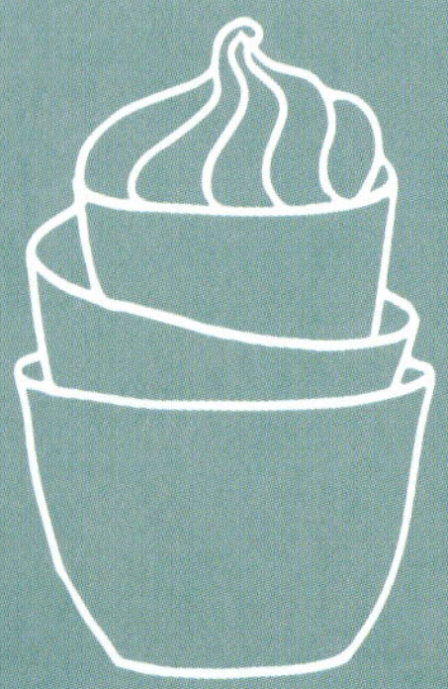

Püriertes Gemüse harmoniert mit seiner weichen und cremigen Textur perfekt mit starken Aromen oder knusprigen Konsistenzen. Und sorgt dabei für viel Abwechslung: Klassisches Kartoffelpüree, variiert mit Sellerie oder Möhren, erfreut die Geschmacksnerven und verwandelt gleichzeitig den Teller in ein farbenfrohes Gesamtkunstwerk. Besonders schön wird es, wenn mehrere Farben serviert werden, z.B. mit kräftigem Rote-Bete-Hummus, grünem Erbsenpüree und cremig-frischem Kartoffel-Endivien-Stampf.

Kalt und lecker begleiten Dips die Hauptspeise: Leckere Varianten wie der Kräuterjoghurt sorgen damit ganz leicht für einen Hauch von Exotik. In der leistungsstarken Küchenmaschine sind sie im Handumdrehen gezaubert.

Knackig aus der Pfanne

Gerichte aus der Küchenrakete sind toll - doch manchmal lohnt sich der kleine Ausflug über die Pfanne. Denn dabei entstehende kräftige Röstaromen fügen bereits im Mixtopf Vorbereitetem das Tüpfelchen auf dem i zu. Zum Beispiel alle Arten von Puffern wie Grünkern-Zucchini-Puffer oder Linsenbratlinge bekommen hier den letzten Schliff, genauso Kurzgebratenes wie Fleisch und Fisch. Nach Belieben einen Kräuterzweig wie Rosmarin oder Thymian gleich beim Braten mit in die Pfanne legen, das verleiht ein herrliches Aroma.

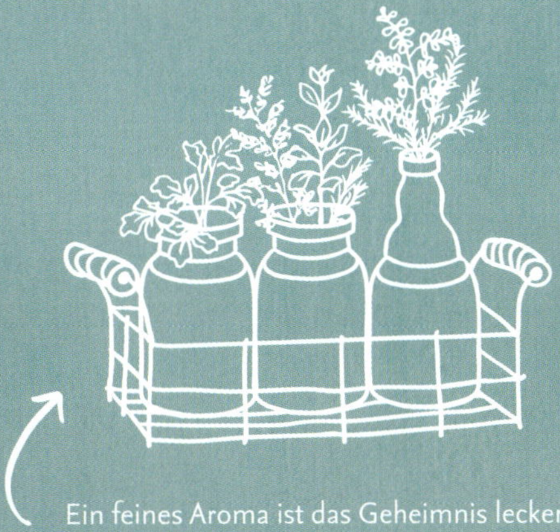

Ein feines Aroma ist das Geheimnis leckerer Speisen – und liefert ein Extra an gesunden Inhaltsstoffen. Kräuter finden sich zu jeder Jahreszeit: Am besten frisch verwenden und erst kurz vor dem Servieren klein schneiden und darüberstreuen. Gewürze schmecken besonders intensiv, wenn sie kurz zum Andünsten mit in Mixtopf oder Pfanne wandern dürfen.

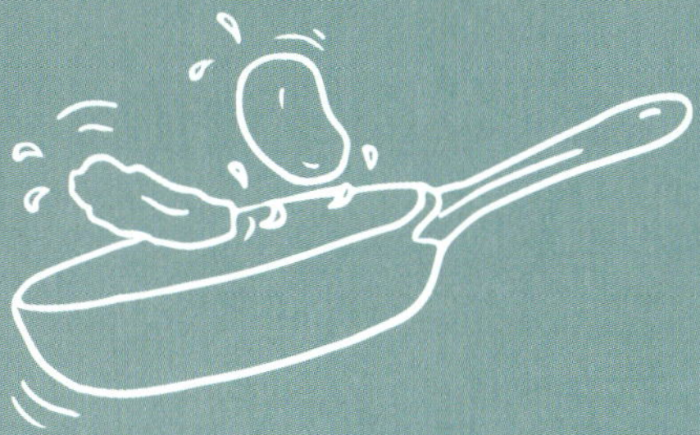

Knusperspass

Ein knuspriges Topping als krönender Abschluss ist einfach zubereitet und macht riesigen Eindruck. Koriander-Croûtons über die Suppe, gehackte und geröstete Nüsse zu cremigen Pürees oder Knusper aus Kokosnuss oder Chiasamen über süße Cremes, Smoothies oder Naturjoghurt sorgen für gesunden Crunch-Faktor.

Herrlich natürlich aus Varoma & Co.

Rohkost ist eine superleichte und superleckere Variante zu jeder Jahreszeit: Gemüse nach Saison wandert für wenige Sekunden in den Mixtopf, Dressing dazu, fertig! Supergesund ist es obendrein, denn naturbelassener und vitaminschonender geht es nicht.

Wer Rohkost nicht so gut verträgt, kann das Gemüse kurz im Mixtopf andünsten oder den Varoma verwenden, so den Magen schonen und trotzdem alles Gute auf den Tisch bringen, was Mutter Natur zu bieten hat.

. AUS DEM AROMAPÄCKCHEN .

LACHS UND SPARGEL

FÜR 4 PERSONEN · 20 MIN. ZUBEREITUNG · 25 MIN. GAREN

600 g weißer Spargel
800 g Lachsfilet (ohne Haut)
4 EL Olivenöl
Salz, Pfeffer aus der Mühle
4 EL Butter
4 Zweige Thymian
Saft und Schale von 1 Bio-Limette

Pro Portion:
ca. 417 kcal
47 g EW; 23 g F; 3 g KH

Den Spargel schälen und die holzigen Enden entfernen. Die Spargelstangen schräg in dünne Scheiben schneiden.

Das Lachsfilet waschen, trocken tupfen und in 3 cm große Würfel schneiden. Das Pergamentpapier in vier Stücke à 20 cm × 20 cm zuschneiden und die Stücke auf der Arbeitsfläche ausbreiten. Spargel und Lachs gleichmäßig jeweils mittig auf die Pergamentpapiere verteilen. Mit Olivenöl beträufeln und mit Salz und Pfeffer würzen. Jeweils etwas Butter und 1 Zweig Thymian obendrauf geben, mit Limettensaft und -schale würzen und die Päckchen verschließen. Dafür die Ecken in die Mitte klappen und in sich verdrehen.

Die Päckchen nebeneinander in den Varoma-Einlegeboden setzen. In den Mixtopf 600 g Wasser einwiegen, Varoma aufsetzen und verschließen. Die Lachspäckchen 25 Minuten / Varoma / Stufe 1 garen. Dazu passt frisches, geröstetes Sauerteigbrot.

TIPP

Für eine Extraportion Kalzium parallel im Gareinsatz 200 g Quinoa einwiegen, 400 g Wasser zusätzlich in den Mixtopf geben und die Quinoa mit 1 TL Salz 25 Minuten mitgaren. Zum Servieren mit 1 EL Olivenöl und 1 EL Zitronensaft verfeinern.

OMEGA-3-FETTSÄUREN · LOW CARB

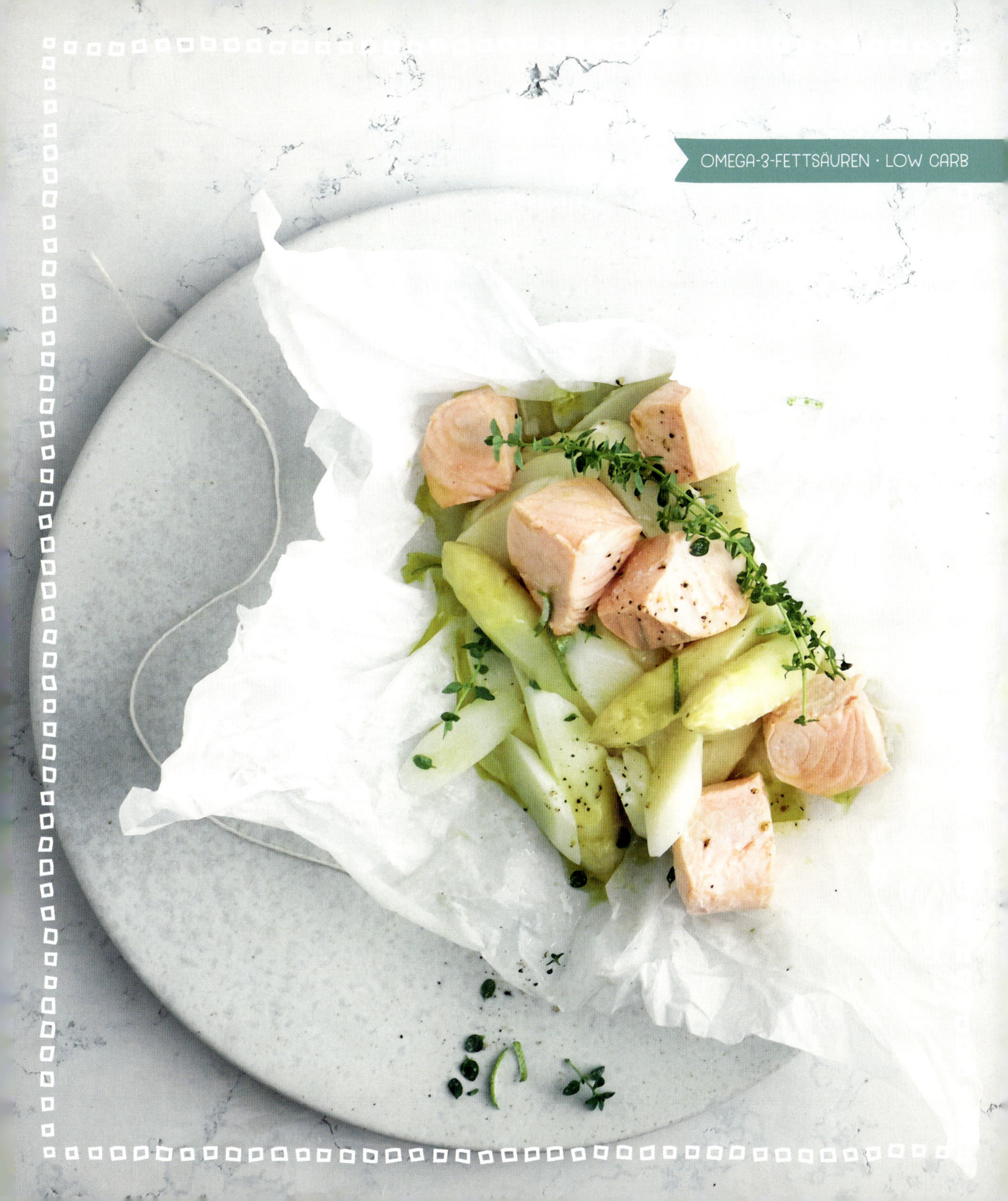

· IN ESTRAGONSAUCE UND MANGOLD ·

GEDÄMPFTE FISCHKLÖSSCHEN

FÜR 4 PERSONEN · 30. MIN. TIEFKÜHLEN · CA. 25 MIN. ZUBEREITUNG · CA. 30 MIN. GAREN

400 g Fischfilet (ohne Haut; z.B. Zander, Hecht, Kabeljau)
½ Bund Dill
Salz, Pfeffer aus der Mühle
1 Eiweiß
150 g kalte Sahne
150 g Basmatireis
50 g Wildreis
1 Schalotte
6 Pfefferkörner
2 EL Weißweinessig
1 Schuss Noilly Prat (franz. Wermut, ersatzweise trockener Weißwein)
130 g Butter
3 Stiele Estragon
3 Eigelb
300 g Babymangold

Pro Portion:
ca. 721 kcal
33 g EW; 47 g F; 41 g KH

Das Fischfilet in grobe Würfel schneiden und 30 Minuten ins Tiefkühlfach legen.

Den Dill waschen und trocken schleudern, die Spitzen abzupfen. Die Dillspitzen mit dem angefrorenen Fisch im Mixtopf 10 Sekunden / Stufe 7 zerkleinern. Die Mischung mit dem Spatel nach unten schieben. Salz, Pfeffer und Eiweiß hinzufügen und 30 Sekunden/Stufe 4 einstellen. Währenddessen durch die Deckelöffnung die Sahne langsam dazugießen.

Den Varoma-Einlegeboden mit Backpapier auslegen. Aus der Fischmasse mit zwei Teelöffeln kleine Nocken formen und diese hineinlegen. In den Mixtopf 1 l Wasser einwiegen und etwas Salz hineingeben. Beide Reissorten in den Gareinsatz einwiegen und in den Mixtopf einhängen. Den Varoma-Einsatz verschließen, aufsetzen und 22 Minuten / Varoma / Stufe 1 garen. Reis und Fischklößchen warm stellen. Die Schalotte schälen, vierteln und mit den Pfefferkörnern, dem Essig und 60 ml Wasser in einem Topf erhitzen. Bei mittlerer Hitze auf die Hälfte reduzieren. Den Noilly Prat hinzufügen und die Reduktion aufkochen. Durch ein feines Sieb abgießen.

Die Butter in einem kleinen Topf zerlassen. Den Estragon waschen und trocken tupfen, die Blätter abzupfen und im Mixtopf 3 Sekunden / Stufe 8 hacken. Herausnehmen und beiseitestellen. Den Rühraufsatz in den Mixtopf einsetzen und die Eigelbe, die Schalottenreduktion, Salz und Pfeffer im Mixtopf erst 2 Minuten / 70 °C / Stufe 4 erhitzen, dann 5 Minuten / 70 °C / Stufe 4 garen, dabei den Messbecher absetzen. Währenddessen die flüssige Butter langsam auf den Mixtopfdeckel gießen – dadurch gelangt die Butter in einem dünnen Rinnsal genau in die Mitte des Messers, und die Sauce beginnt zu emulgieren. Die Sauce mit Salz und Pfeffer abschmecken und den Estragon mit dem Spatel unterrühren.

Den Mangold verlesen und waschen, trocken schleudern und in mundgerechte Stücke zupfen. Zum Servieren die Fischklößchen mit dem Reis, dem Mangold und der Estragonsauce auf vorgewärmten Tellern anrichten.

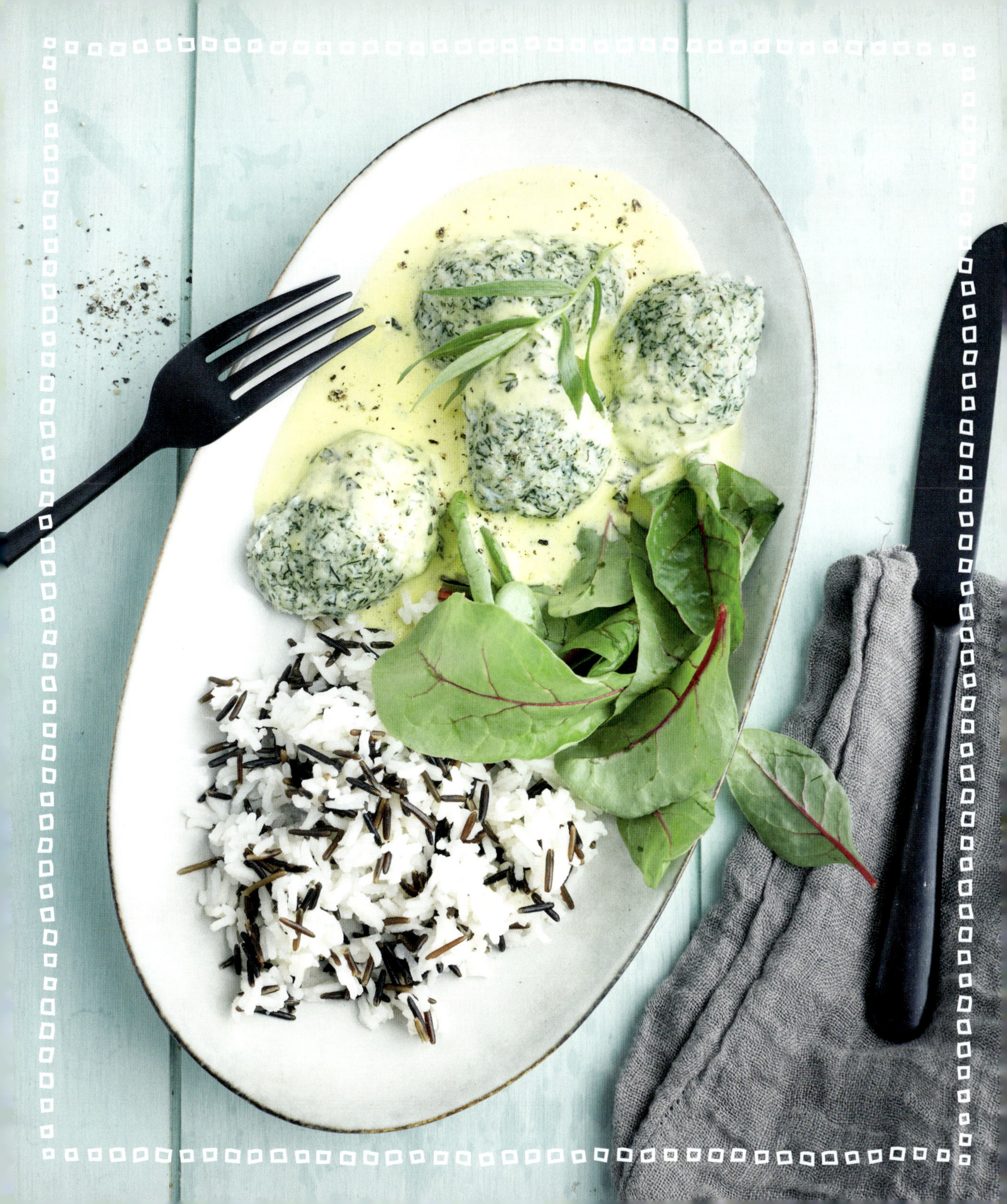

· MIT GARNELEN UND BASMATIREIS ·

KOKOSCURRY

FÜR 4 PERSONEN · CA. 20 MIN. ZUBEREITUNG · 25 MIN. EINWEICHEN · CA. 45 MIN. GAREN

200 g Basmatireis
3 Zimtstangen
Schale von ½ Bio-Zitrone
Salz
2 EL Butter
1 walnussgroßes Stück Ingwer
1 Schalotte
2 Knoblauchzehen
1 Stängel Zitronengras
2 TL rote Currypaste
2 EL Honig
2 EL Sesamöl
2 Dosen Kokosmilch (à 400 g)
2 rote Chilischoten
5 Kaffirlimettenblätter (aus dem Asialaden; ersatzweise abgeriebene Schale von 1 Bio-Limette)
1 EL Fischsauce
12 Riesengarnelen (vorgegart und geschält)
2 EL Sesamöl
Pfeffer aus der Mühle
1 Bund Koriander

Pro Portion:
ca. 861 kcal
32 g EW; 56 g F; 57 g KH

Den Backofen auf 180 °C Umluft vorheizen. Den Reis in einem Sieb gründlich mit kaltem Wasser abspülen, 25 Minuten in kaltem Wasser einweichen, durch ein Sieb gießen und nochmals spülen.

Den Reis mit Zimt, Zitronenschale und 1 TL Salz in einer ofenfesten Form verteilen, mit 320 ml kochendem Wasser übergießen und die Form mit einem Backblech abdecken. Im Ofen auf der mittleren Schiene 25 Minuten garen. Vor dem Servieren Zimt und Zitronenschale entfernen, Butterflöckchen daraufgeben und den Reis mit einer Gabel auflockern.

Ingwer, Schalotte und Knoblauch schälen. Vom Zitronengras die welken Außenblätter und die obere, trockene Hälfte entfernen, die untere Hälfte in Scheiben schneiden und mit Knoblauch und Schalotte im Mixtopf 3 Sekunden / Stufe 5 zerkleinern. Die Mischung mit dem Spatel nach unten schieben. Currypaste, Honig und Sesamöl hinzufügen und 4 Minuten / 120 °C / Stufe 1 andünsten.

Die Kokosmilch mit in den Mixtopf gießen. Die Chilischoten längs halbieren, entkernen, waschen und mit den Limettenblättern und der Fischsauce dazugeben. Das Curry 15 Minuten / Linkslauf / 100 °C / Stufe 1 köcheln lassen.

Die Garnelen in einem Sieb abbrausen und abtropfen lassen. Das Sesamöl in einer Pfanne erhitzen und die Garnelen darin von beiden Seiten anbraten. Die Garnelen mit Salz und Pfeffer würzen.

Den Koriander waschen, trocken schütteln und die Blätter abzupfen. Das Kokoscurry mit den Garnelen anrichten, mit den Korianderblättern bestreuen und mit dem Basmatireis servieren.

TIPP

Wenn es besonders schnell gehen soll, die Garnelen einfach ins fertige Curry geben und 5 Minuten / 100 °C / Linkslauf / Stufe 0.5 erwärmen.

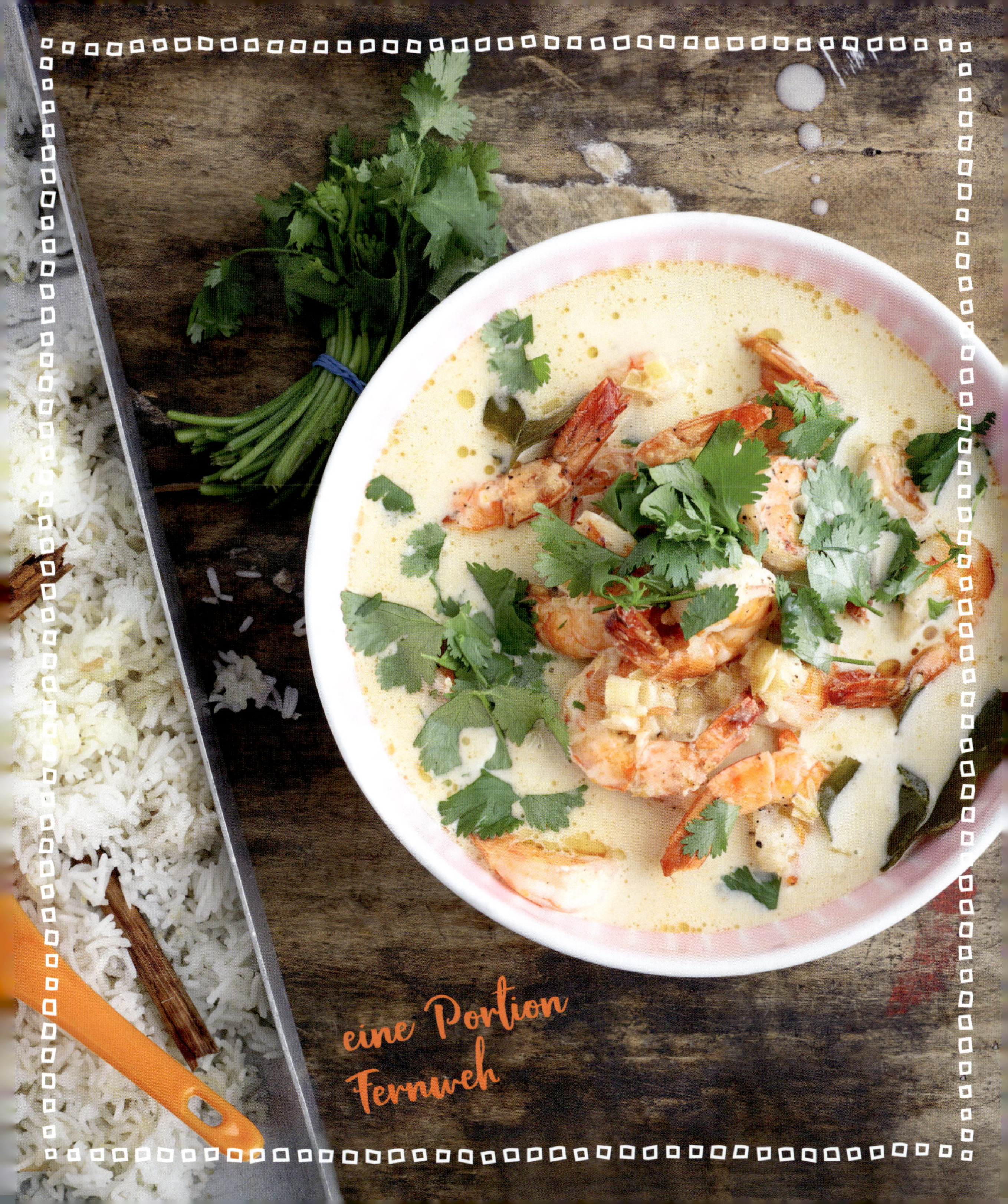
eine Portion
Fernweh

DIE GUTE NACHRICHT:
ES IST NICHT ALLES
ZUCKER, WAS SÜSS IST!
SO EINFACH,
SO WUNDERVOLL,
DENN
DAS ERÖFFNET DIE
MÖGLICHKEIT,
AUF ANDEREN WEGEN
SÜSSE INS SPIEL ZU
BRINGEN. ALTERNATIVEN
AUSZUPROBIEREN
LOHNT SICH ÜBRIGENS
AUCH BEIM GETREIDE:
ES MUSS JA NICHT
IMMER NUR
WEIZEN SEIN, WENN
ES AUCH DINKEL,
BUCHWEIZEN & CO. GIBT.

GEBÄCK

UND DESSERTS

MÖHREN-BUCHWEIZEN-BROT

FÜR 1 KASTENFORM (30 × 11 CM) · CA. 10 MIN. ZUBEREITUNG · 165 MIN. GEHEN · 35 MIN. BACKEN

150 g Möhren
300 g Weizenmehl (Type 550)
200 g Buchweizenmehl
50 g Buchweizen
15 g getrockneter Sauerteig
½ Päckchen Trockenhefe
Salz
Öl für die Form

Pro Scheibe (bei 20 Scheiben):
ca. 105 kcal
3 g EW; 1 g F; 21 g KH

Die Möhren schälen, in grobe Stücke schneiden und im Mixtopf 4 Sekunden / Stufe 5 zerkleinern.

Die beiden Mehlsorten, den Buchweizen, Sauerteig, Hefe und 4 TL Salz mit 300 g lauwarmem Wasser mit in den Mixtopf einwiegen und alle Zutaten 5 Minuten / Knetstufe zu einem glatten Teig verarbeiten. Den Brotteig 45 Minuten im geschlossenen Mixtopf gehen lassen.

Die Kastenform gut einfetten. Den Teig in die Form füllen, mit einem feuchten Küchentuch abdecken und weitere 120 Minuten an einem warmen Ort gehen lassen.

Den Backofen auf 230 °C vorheizen und ein zusätzliches Backblech auf der untersten Schiene einschieben. Den Brotlaib mit etwas Mehl bestäuben und mit einem scharfen Messer längs einschneiden. Eine Tasse Wasser auf das heiße Backblech im Ofen gießen und das Brot sofort darüber auf der mittleren Schiene hineinschieben. Das Möhren-Buchweizen-Brot 35 Minuten backen, herausnehmen und gut auskühlen lassen. Schmeckt am besten frisch, z. B. mit Quark und Marmelade.

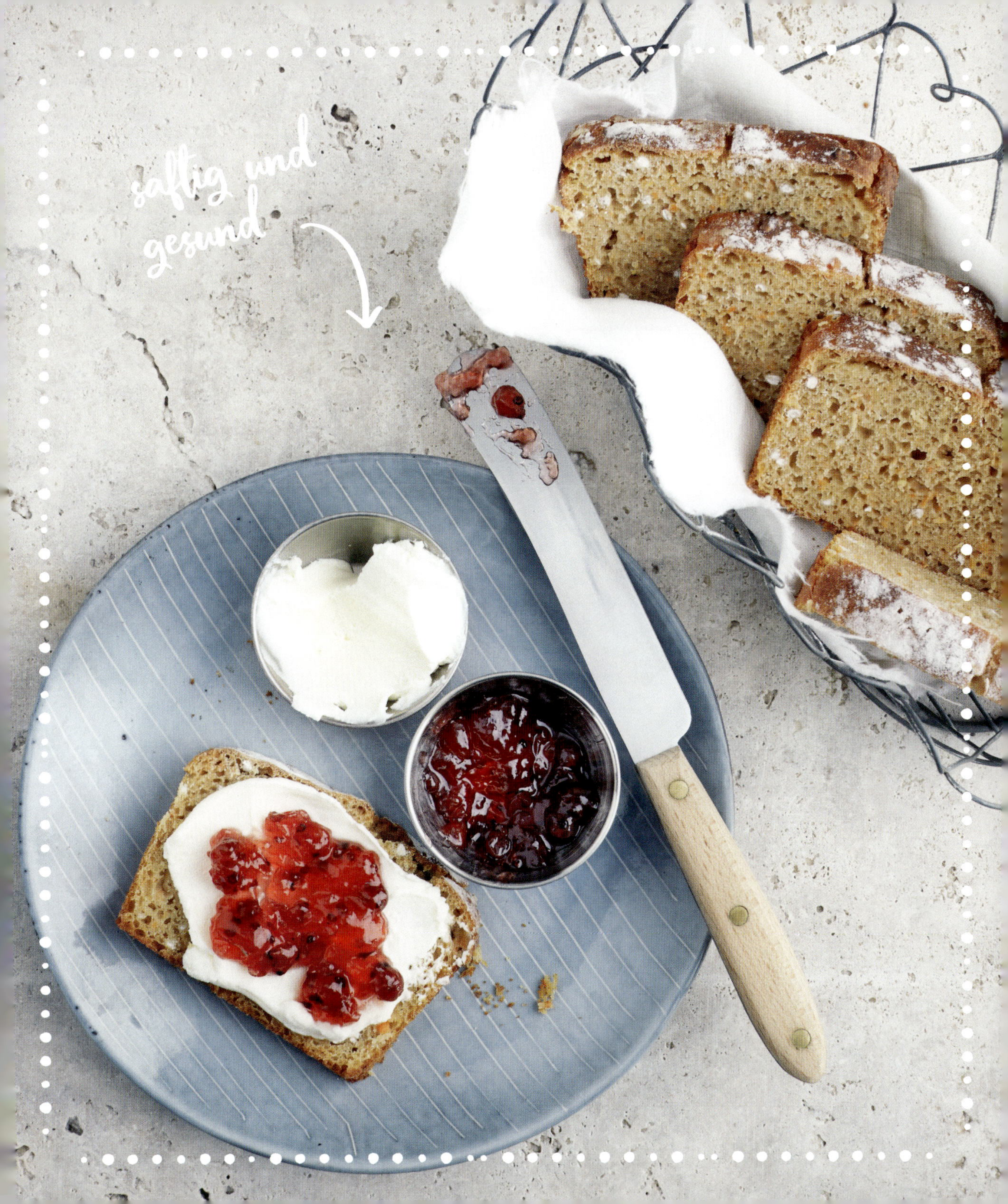
saftig und
gesund

KÜRBIS-WEIZENKEIM-BROT

FÜR 1 LAIB · CA. 10 MIN. ZUBEREITUNG · 75 MIN. GEHEN · CA. 40 MIN. BACKEN

250 g Hokkaidokürbis
75 g Dinkelvollkornmehl
275 g Weizenmehl
30 g Weizenkeime (aus dem Bioladen)
50 g Kürbiskerne
3 g Fenchelsamen
10 g Meersalz
1 Päckchen Trockenhefe
10 g Honig
100 g Naturjoghurt

Außerdem:
Mehl für die Arbeitsfläche
50 g Kürbiskerne zum Bestreuen

Pro Scheibe (bei 20 Scheiben):
ca. 105 kcal
4 g EW; 3 g F; 15 g KH

Den Kürbis waschen, vierteln und die Kerne mit einem Löffel entfernen. Die Kürbisviertel in grobe Stücke schneiden und im Mixtopf 8 Sekunden / Stufe 7 zerkleinern.

Die restlichen Zutaten mit 100 g warmem Wasser in den Mixtopf einwiegen und alles 3 Minuten / Knetstufe kneten. Den Teig im Mixtopf zugedeckt 60 Minuten gehen lassen. Anschließend 12 Sekunden / Knetstufe kneten.

Den Teig auf der bemehlten Arbeitsfläche zu einem länglichen Laib formen und auf ein mit Backpapier belegtes Blech setzen. Den Brotlaib mit einem scharfen Messer schräg einschneiden, mit Wasser bepinseln und mit den restlichen Kürbiskernen bestreuen. Das Brot weitere 15 Minuten gehen lassen.

Den Backofen auf 220 °C vorheizen und ein zusätzliches Backblech auf der untersten Schiene einschieben. Eine Tasse Wasser auf das heiße Backblech im Ofen gießen und das Brot sofort darüber auf der mittleren Schiene hineinschieben. Das Kürbis-Weizenkeim-Brot im Ofen etwa 40 Minuten goldbraun backen, herausnehmen und gut abkühlen lassen.

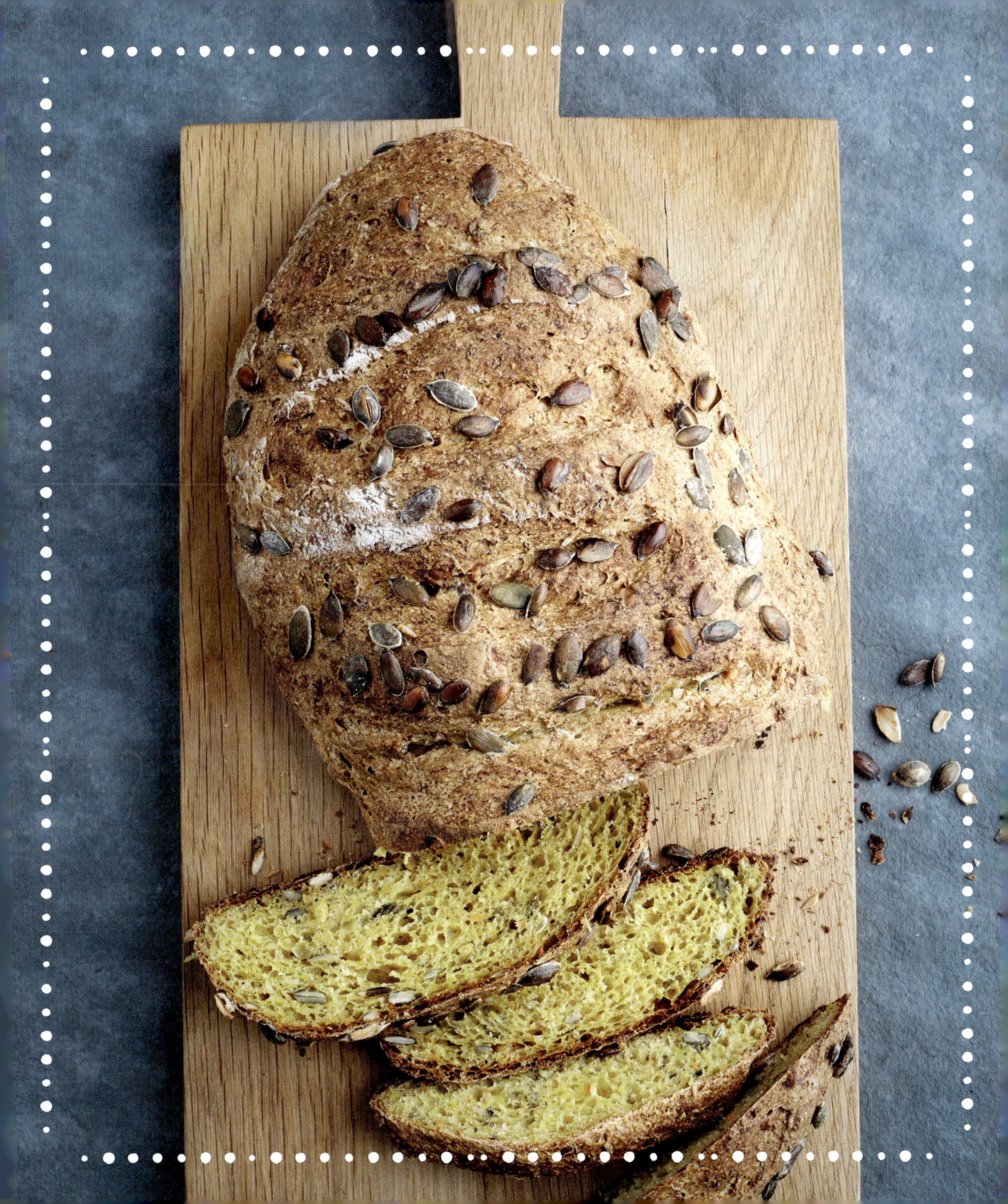

MIT VOLLKORNMEHL

AMARANT-FENCHEL-FLADEN

FÜR 8 FLADEN · CA. 30 MIN. ZUBEREITUNG · 75 MIN. GEHEN · 20 MIN. BACKEN

150 g Amarant
250 g Weizenmehl (Type 550)
230 g Weizenvollkornmehl
25 g Salz
25 g Fenchelsamen
1 Päckchen Trockenhefe
40 g Olivenöl
Mehl für die Arbeitsfläche

Pro Fladen:
ca. 321 kcal
10 g EW; 8 g F; 51 g KH

Den Amarant mit 370 g Wasser in den Mixtopf einwiegen und 30 Minuten / 100 °C / Stufe 1 garen. Anschließend in eine große Schüssel umfüllen und etwas abkühlen lassen.

Beide Mehlsorten mit Salz, Fenchelsamen und Trockenhefe im Mixtopf erst 5 Sekunden / Stufe 4 mischen, dann 150 g Wasser, den Amarant und das Olivenöl dazugeben und 6 Minuten / Knetstufe zu einem homogenen Teig verarbeiten. Den Teig zugedeckt 60 Minuten an einem warmen Ort gehen lassen.

Ein Backblech mit Backpapier auslegen. Den Teig auf der bemehlten Arbeitsfläche nochmals kurz mit den Händen durchkneten und in 8 Portionen teilen. Jede Portion zu einer Kugel formen und zu einem Fladen flach gedrückt auf das Blech legen. Die Fladen jeweils mit etwas Wasser bepinseln, mit etwas Mehl bestäuben und zugedeckt weitere 15 Minuten gehen lassen.

Den Backofen auf 250 °C vorheizen. Die Fladen in der Mitte vorsichtig kreuzförmig einschneiden (das geht am besten mit einer Schere) und im Ofen auf der mittleren Schiene 20 Minuten backen. Die Amarant-Fenchel-Fladen herausnehmen und auf einem Kuchengitter abkühlen lassen.

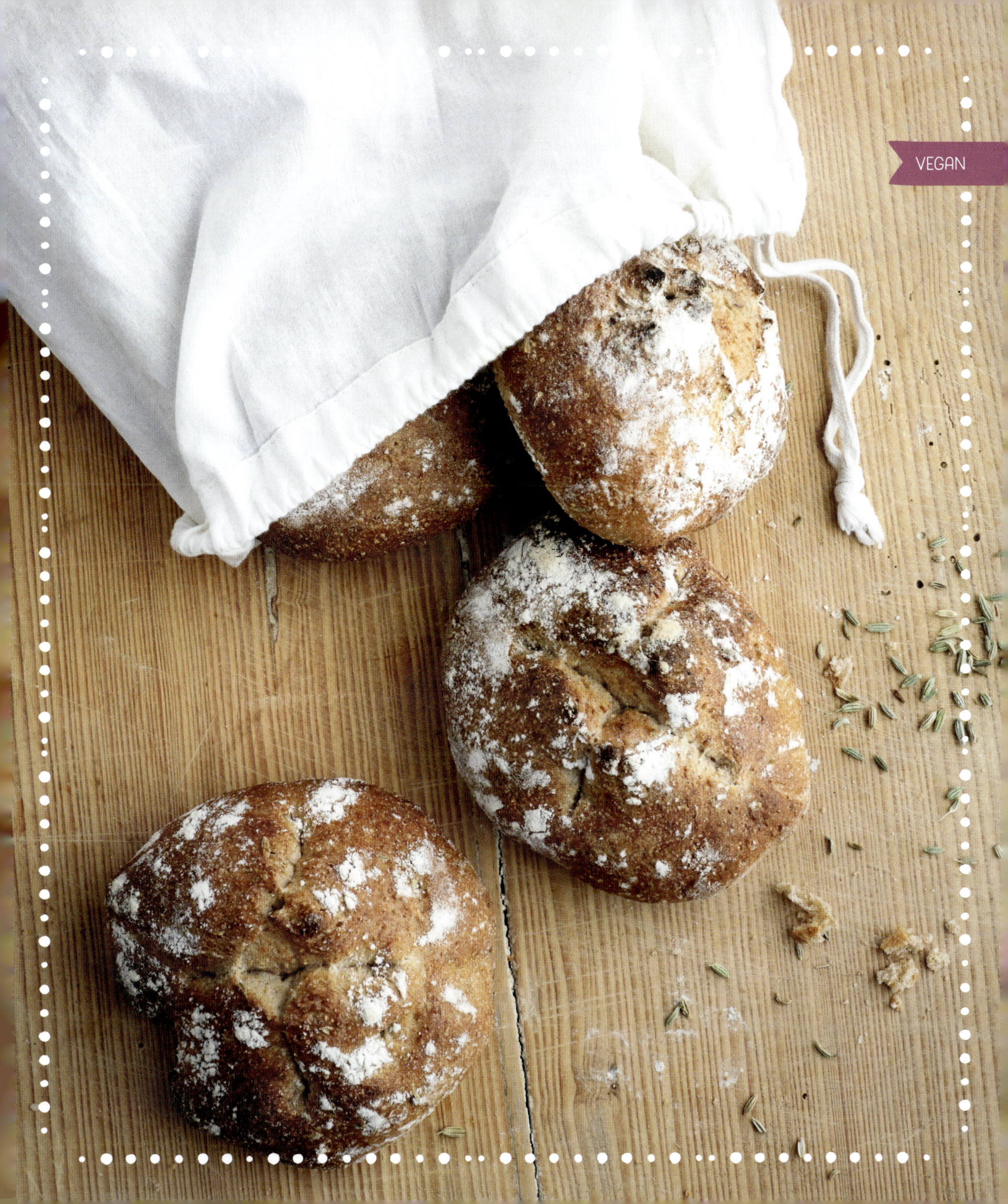

VEGAN

· MIT HÜTTENKÄSE ·

KORIANDERBRÖTCHEN

FÜR 12 BRÖTCHEN · CA. 15 MIN. ZUBEREITUNG · 70 MIN. GEHEN · CA. 30 MIN. BACKEN

200 g Hüttenkäse
400 g Weizenmehl (Type 550)
1 Päckchen Trockenhefe
10 g Honig
1 TL Salz
3 EL Koriandersamen
20 g Olivenöl
Mehl für die Arbeitsfläche

Pro Brötchen:
ca. 159 kcal
6 g EW; 3 g F; 27 g KH

Den Hüttenkäse auf einem Küchensieb gut abtropfen lassen und die restliche Flüssigkeit mit einem Küchentuch ausdrücken. Den Hüttenkäse mit Mehl, Trockenhefe, Honig, Salz und 1 EL Koriandersamen im Mixtopf 10 Sekunden / Stufe 4 vermischen. In den Mixtopf 200 g lauwarmes Wasser einwiegen, das Olivenöl dazugeben und alles 4 Minuten/Knetstufe zu einem glatten Teig verarbeiten. Den Teig in eine große Schüssel umfüllen und 50 Minuten zugedeckt an einem warmen Ort gehen lassen.

Den Teig auf der bemehlten Arbeitsfläche mit der Hand kurz durchkneten, zu einer Rolle formen und in 12 Stücke teilen. Aus jedem Stück ein rundes Brötchen formen, auf ein mit Backpapier ausgelegtes Backblech setzen und nochmals zugedeckt 20 Minuten gehen lassen.

Den Backofen auf 200 °C vorheizen. Die Brötchen jeweils mit etwas Wasser bepinseln und mit den restlichen Koriandersamen bestreuen. Die Koriander-Hüttenkäse-Brötchen im Ofen auf der mittleren Schiene etwa 30 Minuten backen. Herausnehmen und auf einem Kuchengitter abkühlen lassen.

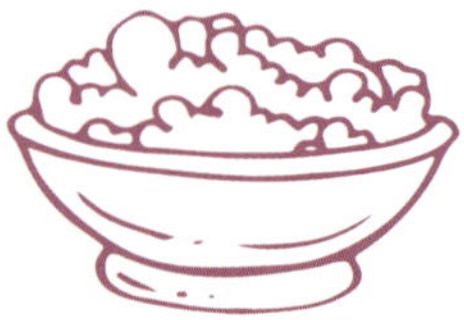

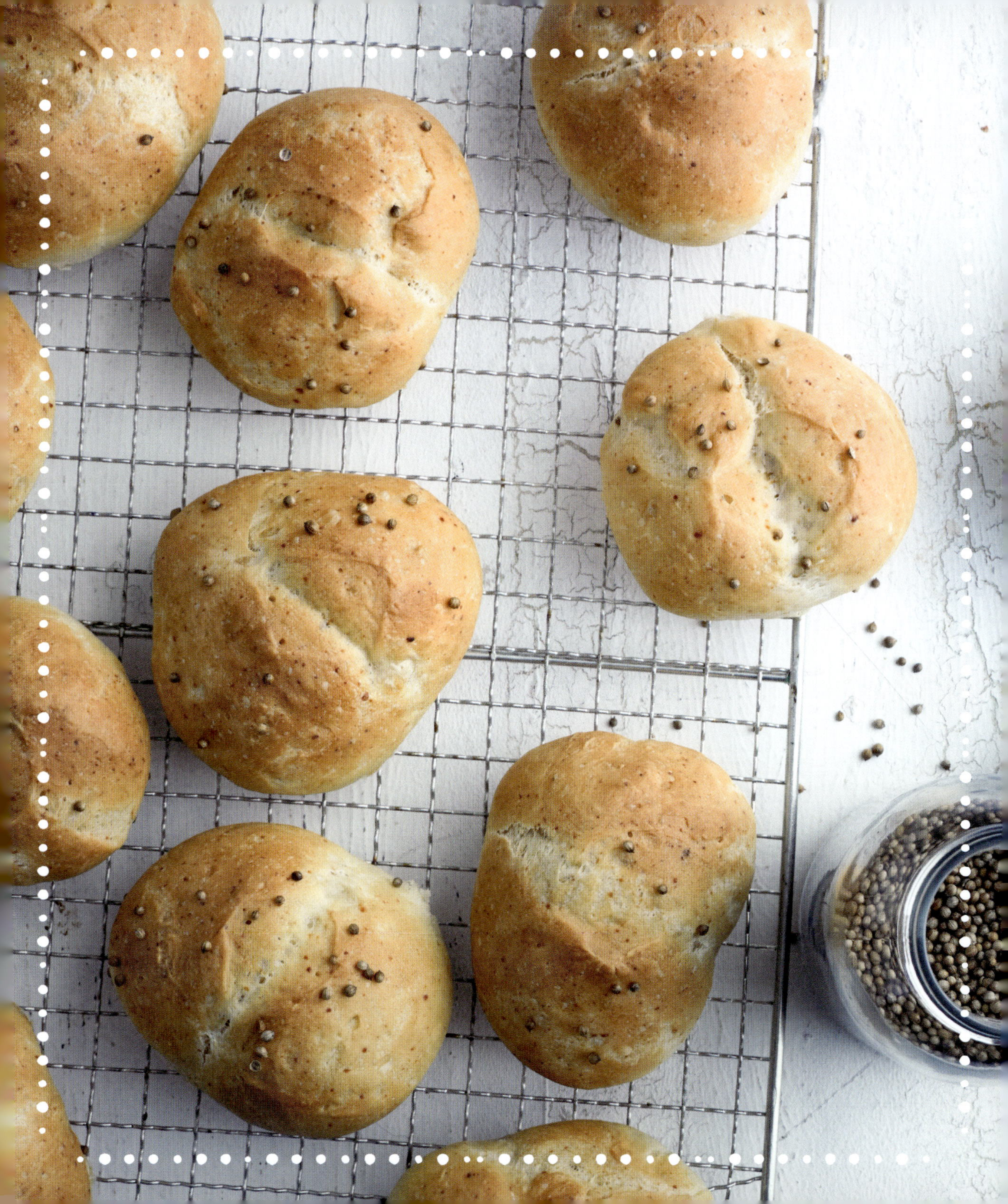

· AUS DEM GLAS MIT HEIDELBEEREN ·

RICOTTAKUCHEN

FÜR 4 GLÄSER À 160 ML · CA. 10 MIN. ZUBEREITUNG · 25 MIN. GAREN

200 g Heidelbeeren (tiefgekühlt)
60 g Zucker
2 EL Vanillepuddingpulver
2 EL Limettensaft
2 Kardamomkapseln
1 EL abgeriebene Bio-Limettenschale
30 g zerlassene Butter
1 EL Grieß
150 g Ricotta
150 g saure Sahne
1 Ei
1 EL Butter zum Einfetten der Gläser

Pro Portion:
ca. 309 kcal
6 g EW; 20 g F; 25 g KH

Die Heidelbeeren mit 10 g Zucker, 1 EL Vanillepuddingpulver, 1 EL Limettensaft und Kardamom im Mixtopf 5 Minuten/Linkslauf/100 °C/Stufe 1 aufkochen. Die Mischung in eine Schüssel umfüllen, dabei die Kardamomkapseln wieder entfernen und bis zur Verwendung beiseitestellen. Den Mixtopf spülen und trocknen.

Den restlichen Zucker im Mixtopf 15 Sekunden / Stufe 10 pulverisieren. Restlichen Limettensaft und -schale, Butter, Grieß, restliches Vanillepuddingpulver, Ricotta, saure Sahne und Ei mit in den Mixtopf geben und alles 20 Sekunden / Stufe 5 verrühren.

Vier Gläser mit Deckel mit Butter einfetten und die Ricottamasse in die Gläser verteilen. Den Mixtopf spülen. Die Gläser verschließen und in den Varomaeinsatz stellen. In den Mixtopf 500 g Wasser einwiegen. Den Varomabehälter mit den Gläsern aufsetzen, mit dem Deckel verschließen und 25 Minuten / Varoma / Stufe 1 garen.

Die Ricottakuchen mit dem Heidelbeerkompott anrichten und servieren. Der Kuchen schmeckt sowohl warm als auch kalt.

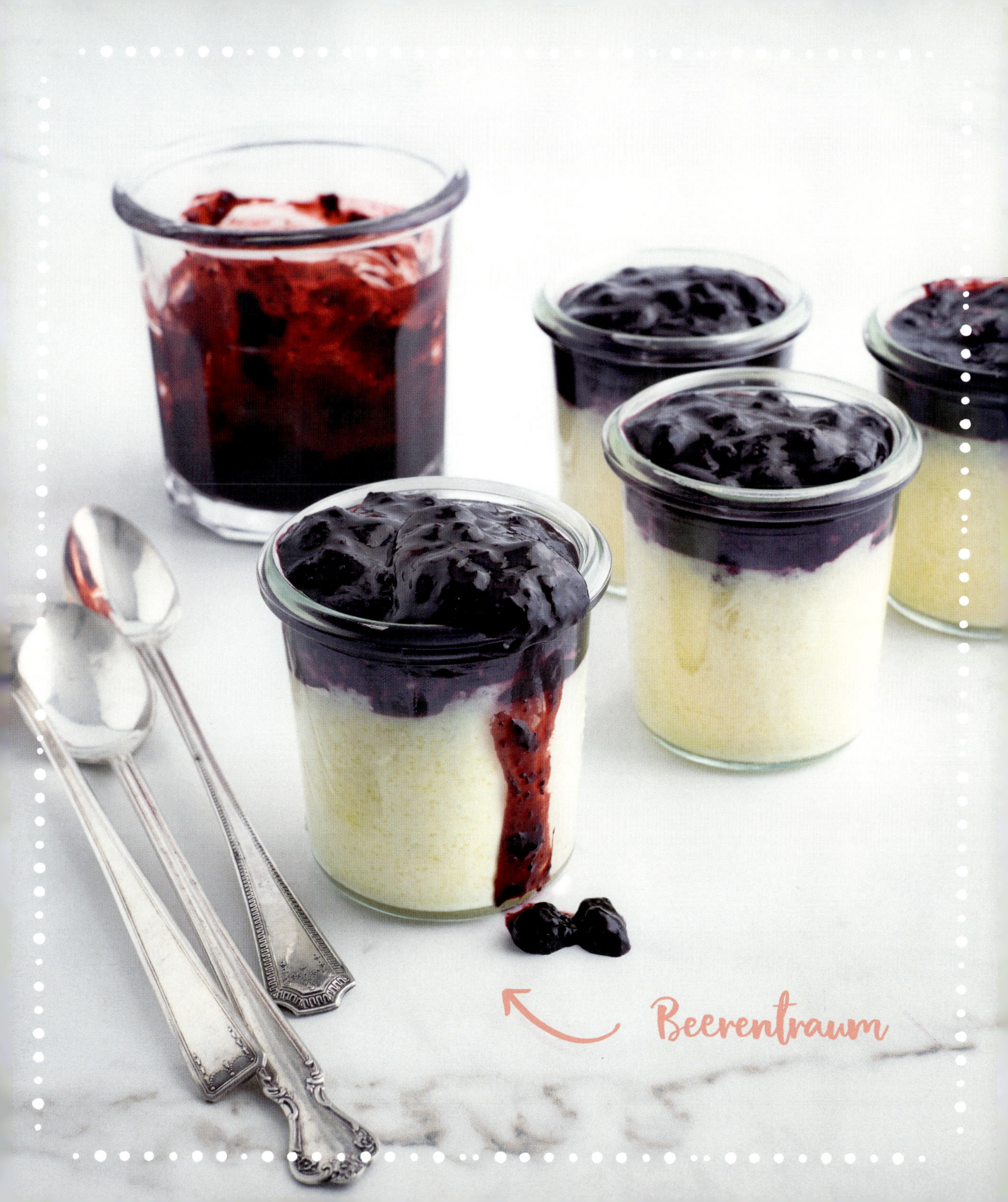

. MIT SPEKULATIUSBODEN .

JOGHURT-CRANBERRY-TORTE

FÜR EINE SPRINGFORM (20 CM DURCHMESSER) · CA. 35 MIN. ZUBEREITUNG · CA. 2 STD. KÜHLEN

100 g Spekulatiuskekse
30 g weiche Butter
4 Blatt Gelatine
200 g kalte Sahne
400 g griechischer Joghurt
100 g Puderzucker
Saft und abgeriebene Schale von
1 Bio-Limette
1 Orange
350 g frische Cranberrys
Zimtpulver
2 EL Vanillepuddingpulver
Zesten von 1 Bio-Limette

Pro Stück (bei 8 Stück):
ca. 314 kcal
4 g EW; 19 g F; 30 g KH

Die Kekse im Mixtopf 3 Sekunden / Stufe 6 zerkleinern. Die Butter hinzufügen und 5 Sekunden / Stufe 3 untermischen. Die Keksmasse auf dem Boden einer Springform verteilen und gut andrücken. Den Kuchenboden kühl stellen.

Die Gelatine in einem Schälchen in kaltem Wasser einweichen. Den Rühraufsatz in den Mixtopf einsetzen und die Sahne auf Stufe 3 unter Beobachtung steif schlagen. Die geschlagene Sahne in eine Schüssel umfüllen und kühl stellen.

Joghurt, Puderzucker, Limettensaft und -schale im Mixtopf 3 Sekunden / Stufe 4 verrühren. Die Gelatine gut ausdrücken und in einem kleinen Topf bei schwacher Hitze lauwarm erwärmen. Unter die flüssige Gelatine 4 EL Schlagsahne rühren, die Gelatinemischung sofort in den Mixtopf geben und 3 Sekunden/Stufe 4 unter die Joghurtcreme rühren. Die Joghurtcreme 15 Minuten kühl stellen. Sobald die Creme anfängt fest zu werden, die Schlagsahne 3 Sekunden / Stufe 2 unterheben. Die Sahne-Joghurt-Creme kühl stellen.

Die Orange halbieren und auspressen. Den Orangensaft mit den Cranberrys, 1 Prise Zimt und dem Vanillepuddingpulver im Mixtopf 10 Minuten / 100 °C / Stufe 1 köcheln. Die Masse abkühlen lassen und auf dem Spekulatiusboden verteilen. Die Sahne-Joghurt-Creme daraufgeben und glatt streichen. Die Torte mindestens 2 Stunden kühl stellen.

Die Joghurt-Cranberry-Torte mit den Limettenzesten bestreuen und servieren.

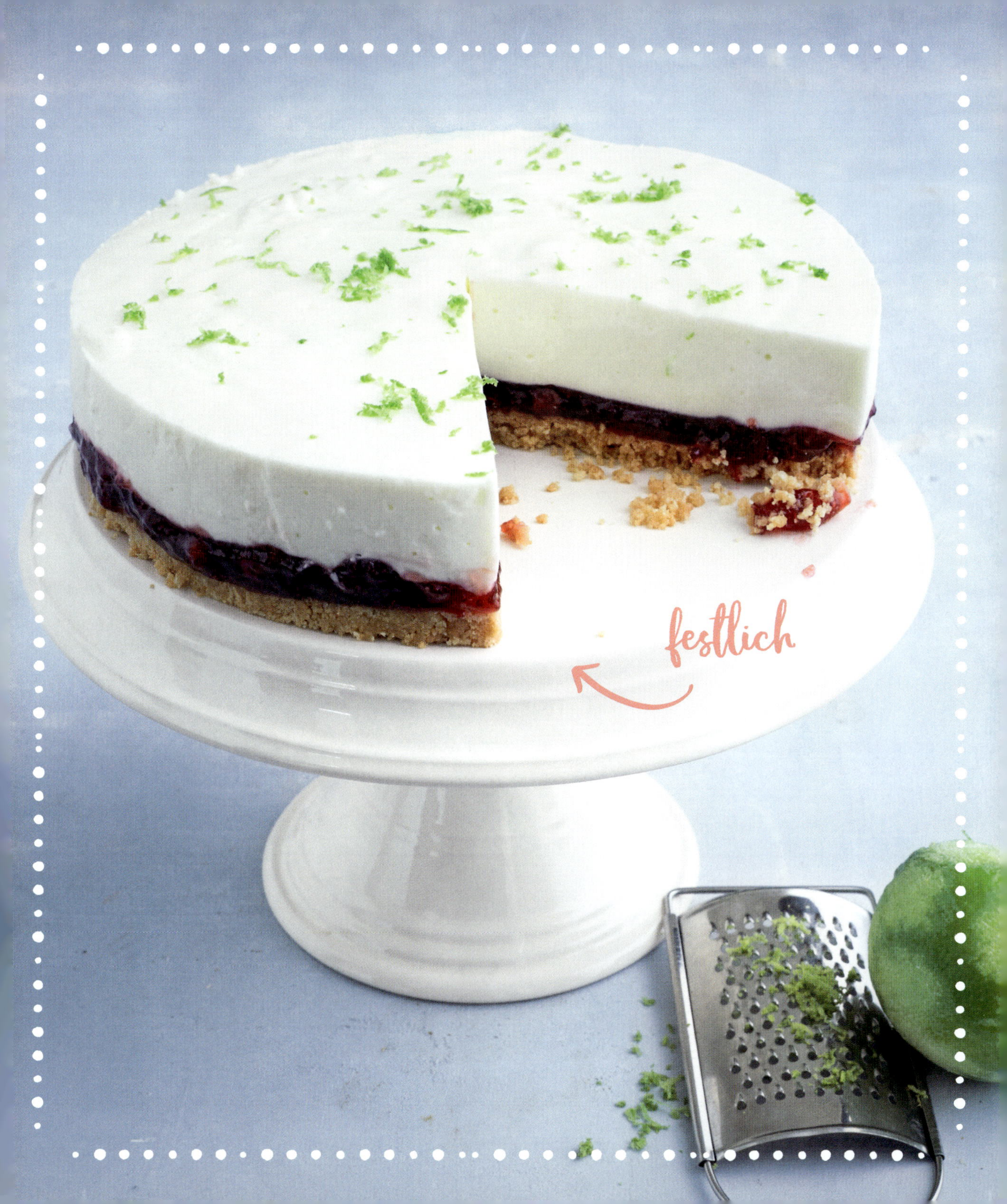
festlich

GESUNDE ALTERNATIVEN ZU ZUCKER & CO.

Hier kommt die gute Nachricht für alle Schleckermäuler: Was süß ist, muss nicht gleichzeitig ungesund sein. Zu raffiniertem Industriezucker und Weizenmehl gibt es leckere Alternativen, die das Kalorienkonto nicht sofort strapazieren – solange ein gesundes Maß gehalten wird!

STATT ZUCKER

Datteln

Im Orient benutzt man die Früchte schon seit jeher zum Süßen von Speisen. Sie liefern Vitamine und Mineralstoffe und sind zudem extrem ballaststoffreich. Verwenden kann man sie frisch, gedörrt oder in Wasser fein püriert. Im Fachhandel ist spezieller Dattelzucker erhältlich.

Agavensirup

Der aus der Kakteenart gewonnene Sirup hat eine hohe Süßkraft und ist leicht löslich, weshalb er sich sehr gut zum Süßen von warmen oder kalten Getränken eignet. Agavensirup hat einen niedrigen glykämischen Index, das heißt, sein Einfluss auf den Blutzuckerspiegel ist gering.

Kokosblütenzucker

Dieser aus den Blüten der Kokospalme gewonnene Zucker hat einen angenehm karamellartigen Geschmack. Neben seiner Süßkraft liefert er Vitamine und Mineralstoffe und sorgt für einen konstanten Blutzuckerspiegel. Für ein leckeres Ergebnis den Kokosblütenzucker am besten in Bio-Qualität verwenden.

Bei Zucker kommt bei uns Menschen die Evolution durch: Süß signalisierte dem Körper seit Urzeiten „Energie" und „nicht giftig". Bei der heutigen stabilen Ernährungslage rücken solche Kriterien in den Hintergrund, und es lohnt sich, sich wieder an Naturbelassenes und weniger Süße zu gewöhnen.

Statt Kuhmilch – Nussmilch

Aus Nüssen und Mandeln gewonnene Milch ist eine tolle Alternative zu Kuhmilch und ganz leicht selbst gemacht. Selbstgemachte Nussmilch hält sich gekühlt etwa 2 bis 3 Tage.

150 g Nüsse (Walnüsse, Haselnüsse, Cashewkerne etc.) oder Mandeln über Nacht in einer Schüssel mit kaltem Wasser bedeckt einweichen lassen. Am nächsten Tag in ein Sieb abgießen, gut abspülen und abtropfen lassen.

Die gequollenen Nüsse mit 1 l Wasser im Mixtopf auf höchster Stufe fein pürieren. Das Püree in einen Nussbeutel oder auf ein Mulltuch geben, die Milch abgießen und das Püree gut ausdrücken. Das übrige Nusspüree zum Backen verwenden.

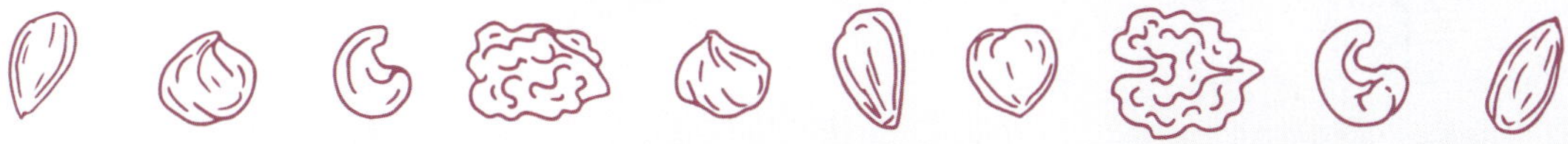

Statt Weizen – Pseudogetreide und Co.

Buchweizen und Amarant

Buchweizen und Amaranth scheinen auf den ersten Blick Getreidearten zu sein, gehören aber zu den Pflanzen: sogenannte Pseudogetreide. Sie enthalten deshalb auch kein Gluten, für Allergiker ein besonderer Vorteil. Ganz, als Pops oder zu Mehl gemahlen, lassen sich köstliche Gebäckstücke daraus zaubern oder Müsli oder Milchprodukte verfeinern. Beide Sorten sind reich an Nährstoffen und gesunde Energielieferanten.

Hirse

Zum Glück wurde die Hirse aus ihrem Dornröschenschlaf erweckt. Denn das schon im alten China bekannte Getreide enthält besonders viel Eisen, Magnesium und Kieselsäure, und kein Gluten. Es schmeckt sowohl in süßen als auch in herzhaften Speisen und hat eine angenehm kurze Kochzeit.

Nussmehle

Mandel-, Haselnuss- oder Kokosmehl enthalten viele Ballaststoffe und können Getreidemehl ganz oder teilweise ersetzen. Wer will, kann auch selbst gemahlene Nüsse verwenden, diese haben dann allerdings einen etwas höheren Fettgehalt als im Handel erhältliche Nussmehle.

· MIT HOLUNDERBLÜTENSIRUP ·

ERDBEER-BASILIKUM-EIS

FÜR 4 PERSONEN · CA. 10 MIN. ZUBEREITUNG

500 g Erdbeeren (tiefgekühlt)
10 Basilikumblätter
60 g Holunderblütensirup
150 g griechischer Joghurt

Pro Portion:
ca. 118 kcal
2 g EW; 4 g F; 15 g KH

Erdbeeren, Basilikum, Holunderblütensirup und Joghurt in den Mixtopf geben und 35 Sekunden / Stufe 6 cremig rühren.

Das Erdbeer-Basilikum-Eis sofort servieren.

VARIANTEN: Wer mag, kann den Sirup durch Zucker ersetzen. Vorab 50 g Zucker im Mixtopf 10 Sekunden / Stufe 10 pulverisieren und diesen anstelle des Sirups verwenden.

Für eine vegane Variante das Milchprodukt weglassen und ein köstliches Erdbeer-Basilikum-Sorbet genießen.

TIPP

Sollte tatsächlich noch etwas von der Eismasse übrig bleiben, einfach in Popsicle-Förmchen füllen und einfrieren.

FETTARM

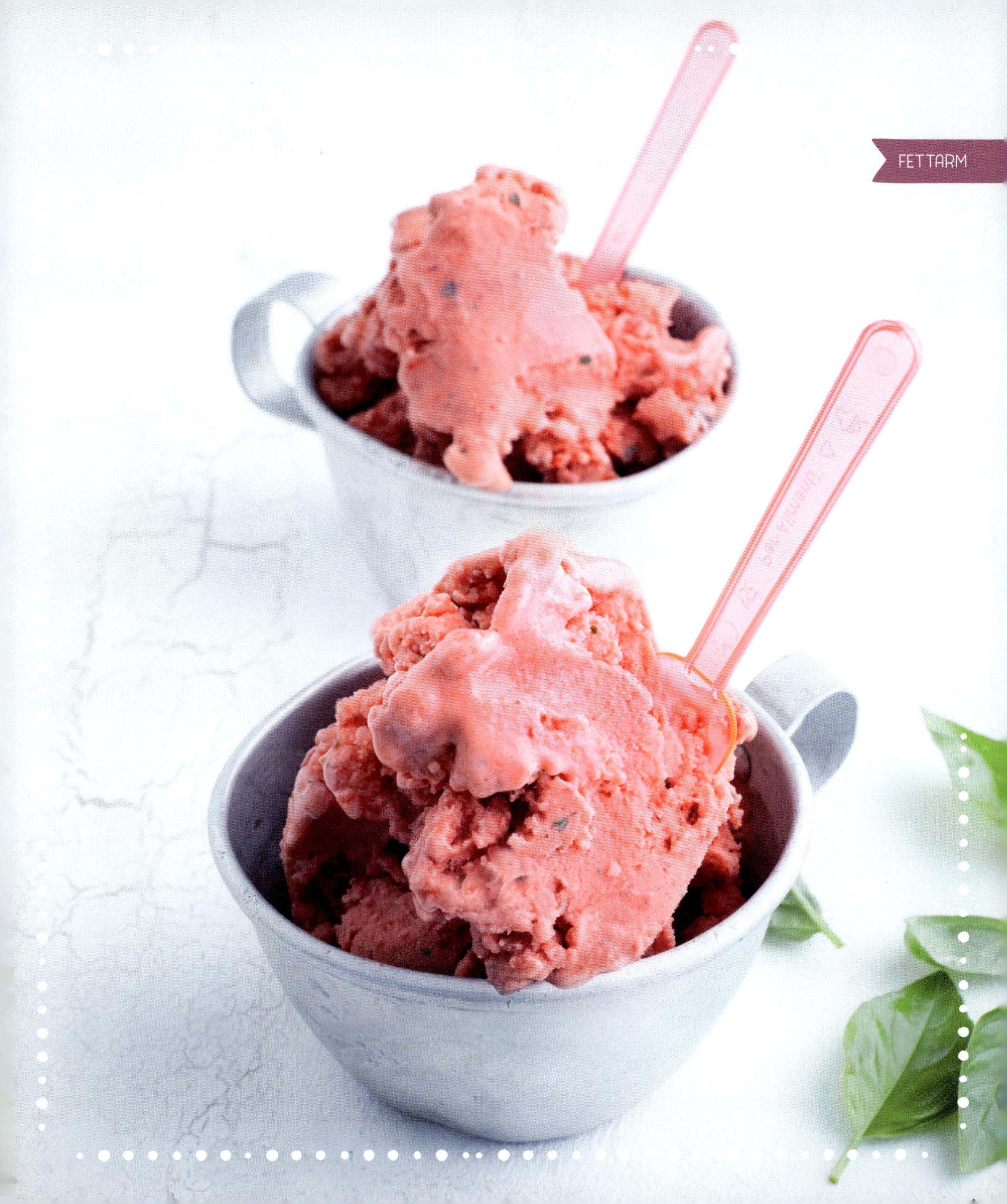

. MIT KOKOSKNUSPER .

MANGO-FROZEN-YOGURT

FÜR 4 PORTIONEN · CA. 15 MIN. ZUBEREITUNG

30 g Kokoschips
1 EL Schwarzkümmelsamen
1 El Honig
1 EL gehackte Kakaonibs
Meersalzflocken
30 g Zucker
350 g Mangowürfel (tiefgekühlt)
gemahlener Kardamom
150 g griechischer Joghurt

Pro Portion:
ca. 203 kcal
2 g EW; 10 g F; 24 g KH

Die Kokoschips und die Schwarzkümmelsamen in einer Pfanne ohne Fett duftend anrösten. Den Honig und die Kakaonibs hinzufügen und gut unterrühren. Die Masse auf einen flachen Teller umfüllen, mit Meersalzflocken bestreuen und abkühlen lassen.

Den Zucker im Mixtopf 10 Sekunden / Stufe 10 pulverisieren. Die Mangowürfel, 1 Prise Kardamom und den Joghurt hinzufügen und den Frozen-Yogurt 30 Sekunden / Stufe 6 cremig rühren.

Auf Schüsseln verteilen und mit dem Kokosknusper bestreut sofort servieren.

TIPP

Wer frische Mangos verwenden möchte, schält sie und schneidet das Fruchtfleisch in kleine Würfel. Die Mangowürfel vorab in einer flachen Dose einfrieren und laut Rezept verarbeiten.

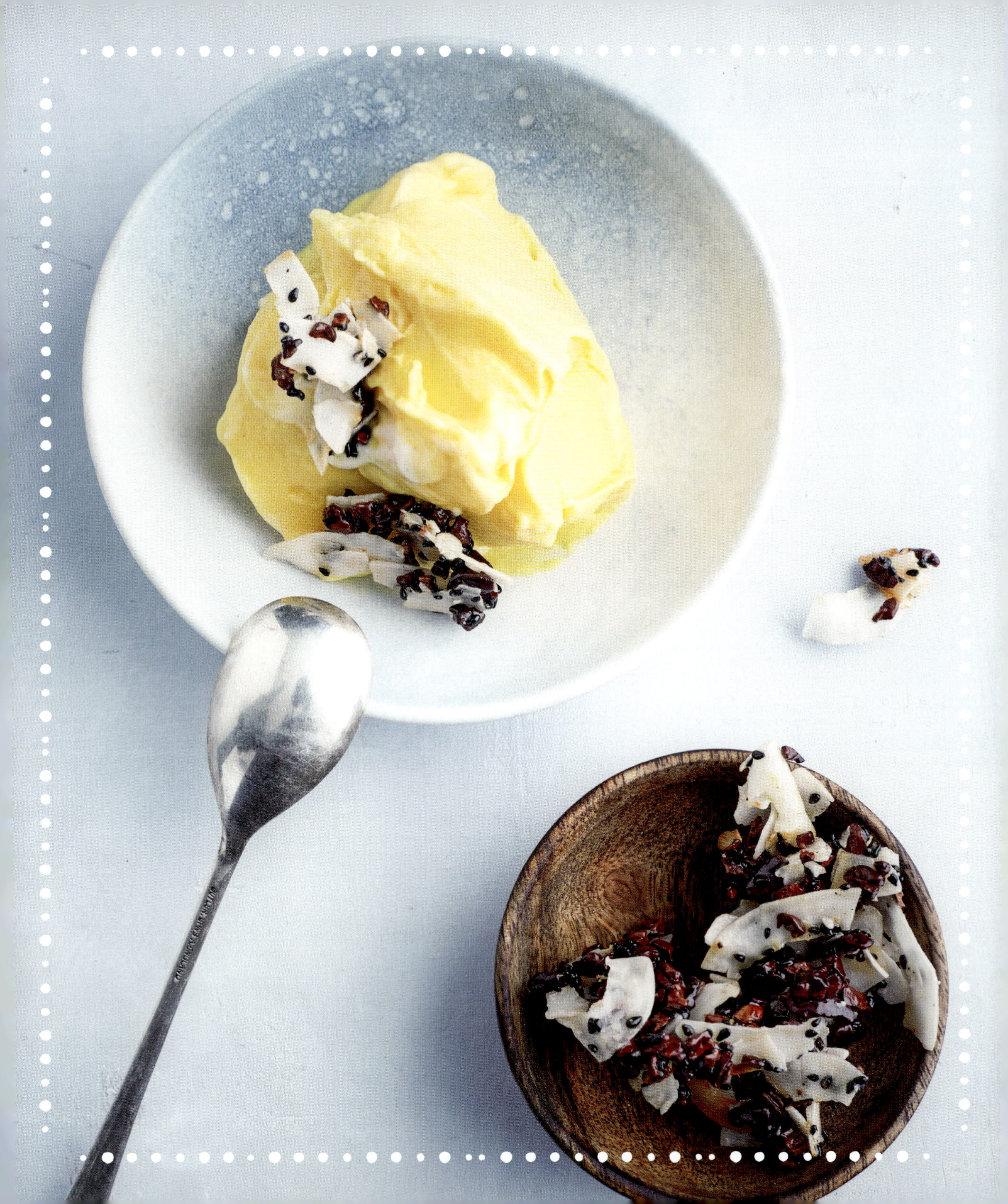

· MIT HIMBEEREN ·

AVOCADO-SCHOKO-MOUSSE

FÜR 4 PERSONEN · CA. 10 MIN. ZUBEREITUNG

150 g Zartbitterkuvertüre
2 reife Avocados
Saft und Schale von 1 Bio-Limette
150 g Frischkäse
20 g süß eingelegter Ingwer
50 g Puderzucker
200 g Himbeeren
Kakaopulver zum Bestäuben

Pro Portion:
ca. 517 kcal
9 g EW; 40 g F; 25 g KH

Die Kuvertüre mit dem Messer grob hacken und anschließend im Mixtopf erst 5 Sekunden / Stufe 4 zerkleinern, dann 5 Minuten / 60 °C / Stufe 1 schmelzen.

Die Avocados halbieren und die Steine entfernen. Die Avocadohälften schälen und das Fruchtfleisch zusammen mit dem Limettensaft und etwas -schale, dem Frischkäse, dem Ingwer und dem Puderzucker zur Schokolade in den Mixtopf geben. Von dem Ingwer-Einlegesirup 1 TL hinzufügen und alles 1 Minute / Stufe 10 langsam ansteigend fein pürieren.

Die Himbeeren verlesen, waschen und trocken tupfen. Die Avocado-Schoko-Mousse zum Servieren mit Kakaopulver bestäuben und mit den Himbeeren garnieren.

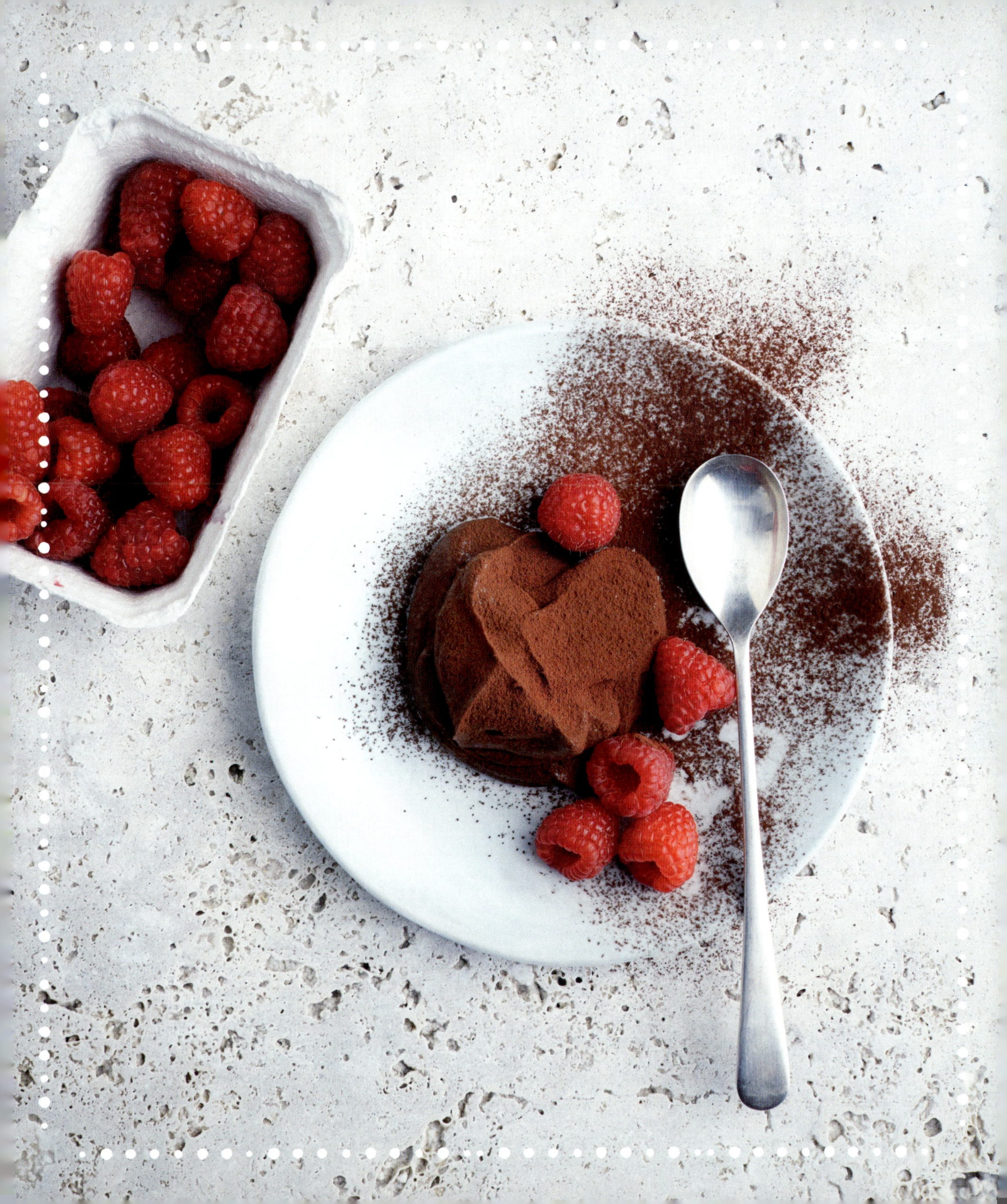

· MIT CHIA-NUSS-KNUSPER ·

APPLECRUMBLE

FÜR 4 PERSONEN · CA. 15 MIN. ZUBEREITUNG · CA. 25 MIN. BACKEN

Für den Crumble:

4 säuerliche Äpfel (z.B. Boskop)
50 g Löffelbiskuit
40 g Rosinen
3 EL Zitronensaft und etwas -schale
2 EL Honig
Zimtpulver
1 EL Butter zum Einfetten der Form
100 g Crème fraîche oder Vanillequark (nach Belieben)

Für den Knusper:

100 g geröstete, gehackte Nusskerne (z.B. Walnusskerne, Pinienkerne, Haselnussskerne, Pistazienkerne)
3 EL grobe Haferflocken
2 EL brauner Zucker
2 EL Chiasamen
1 TL gemahlener Kardamom
Salz
60 g weiche Butter

Pro Portion:

ca. 652 kcal
12 g EW; 40 g F; 57 g KH

Den Backofen auf 180 °C Umluft vorheizen. Für den Crumble die Äpfel waschen, entkernen, vierteln und im Mixtopf 2 Sekunden / Stufe 4 grob zerkleinern. Die Löffelbiskuit dazugeben und weitere 2 Sekunden / Stufe 4 zerkleinern.

Rosinen, Zitronensaft und -schale, Honig und 1 Msp. Zimtpulver mit in den Mixtopf geben und 4 Sekunden / Linkslauf / Stufe 2 untermischen.

Eine ofenfeste Form einfetten und die Apfelmasse darin verteilen. Den Mixtopf kalt spülen und trocknen.

Für den Knusper die Nüsse in den Mixtopf einwiegen und 2 Sekunden / Stufe 7 hacken. Haferflocken, braunen Zucker, Chiasamen, Kardamom, 1 Prise Salz und Butter dazugeben und 4 Sekunden / Stufe 3 verrühren. Die Knusperstreusel auf den Äpfeln verteilen und den Crumble im Ofen auf der mittleren Schiene etwa 25 Minuten backen.

Nach Belieben mit einem Klecks Crème fraîche oder Vanillequark und mit Chiasamen bestreut servieren.

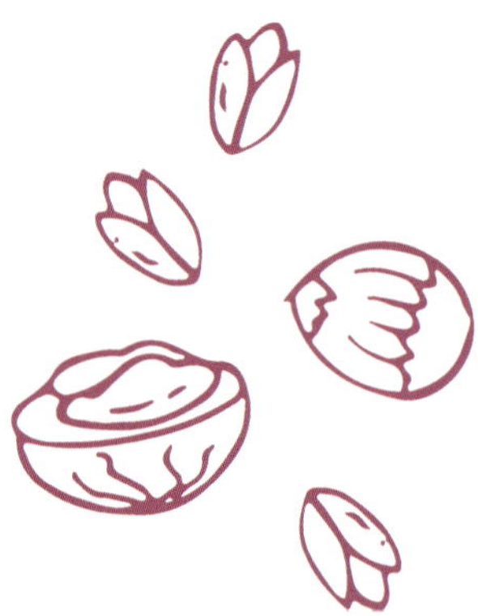

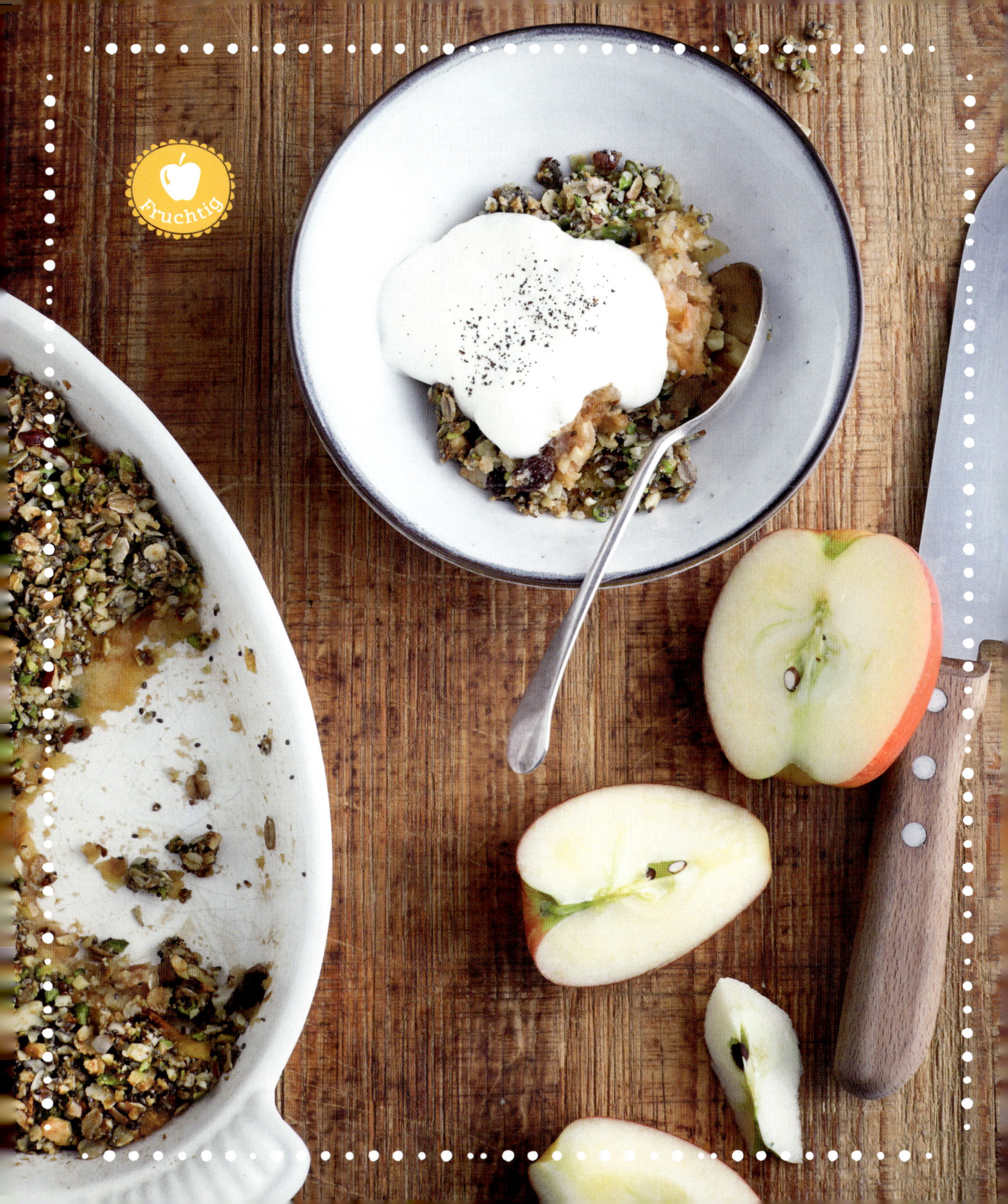
Fruchtig

· MIT GEGRILLTEN PFIRSICHEN UND ROSMARIN ·

SÜSSE POLENTA

FÜR 4 PERSONEN · CA. 30 MIN. ZUBEREITUNG

1 Zweig Rosmarin
4 reife Pfirsiche
4 EL Honig
800 g Milch
3 EL Zucker
herausgekratztes Mark von
1 Vanilleschote
120 g Polenta (Maisgrieß)
50 g Mascarpone
Schale von ½ Bio-Limette

Pro Portion:
ca. 400 kcal
11 g EW; 9 g F; 67 g KH

Den Rosmarin waschen und trocken schütteln, die Nadeln abzupfen und hacken. Die Pfirsiche waschen, halbieren und entsteinen. Eine Grillpfanne erhitzen, die Pfirsichhälften mit der Schnittseite nach unten in die Pfanne setzen und 2 Minuten grillen. Die Pfirsiche herausnehmen, mit Honig beträufeln und mit dem gehackten Rosmarin bestreuen.

Milch, Zucker, Vanillemark und Polenta im Mixtopf erst 15 Minuten / Linkslauf / 100 °C / Stufe 2 kochen, dann im Mixtopf 10 Minuten ausquellen lassen.

Mascarpone und Limettenschale zu der Polenta-Mischung hinzufügen und 5 Sekunden / Stufe 3 unterrühren.

Die süße Polenta lauwarm mit den gegrillten Pfirsichen anrichten und mit etwas Limettenschale bestreut servieren.

TIPP

Varianten mit Aprikosen oder Pflaumen schmecken ebenfalls großartig!

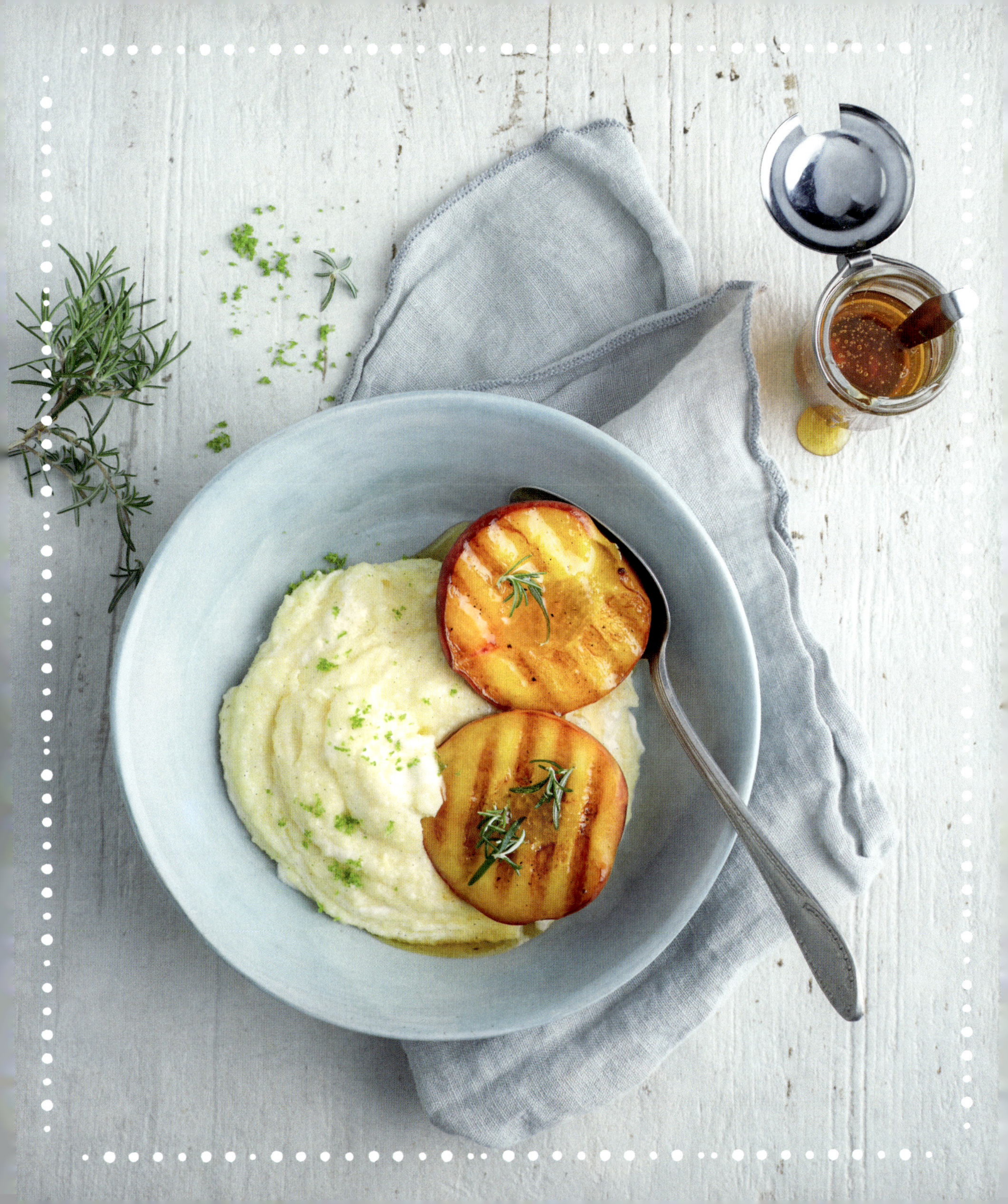

· MIT ZWETSCHGEN-ORANGEN-KOMPOTT ·

QUARKNOCKEN

FÜR 4 PERSONEN · CA. 50 MIN. ZUBEREITUNG

500 g mehligkochende Kartoffeln
1 Orange
400 g Zwetschgen
1 Sternanis
1 TL Vanillepulver
3 EL brauner Zucker
300 g Magerquark
Salz
230 g Wiener Griessler
(doppelgriffiges Mehl)
2 EL Butter
2 EL frisch gemahlener Mohn
Puderzucker zum Bestäuben

Pro Portion:
ca. 475 kcal
17 g EW; 7 g F; 81 g KH

Die Kartoffeln mit der Schale gründlich waschen und in den Varomaeinsatz legen. In den Mixtopf 750 ml Wasser einwiegen und die Kartoffeln etwa 45 Minuten / Varoma / Stufe 1 garen. Varoma abnehmen und die Kartoffeln kurz ausdampfen lassen. Die Kartoffeln schälen, vierteln und abkühlen lassen.

Die Orange so großzügig schälen, dass auch die weiße Haut mit entfernt wird. Die Filets zwischen den einzelnen Trennhäuten herausschneiden, den austretenden Saft auffangen und den Rest der Orange gut ausdrücken. Die Zwetschgen waschen, halbieren und entsteinen. Die Orangenfilets, den -saft und die Zwetschgen mit Sternanis, Vanille und braunem Zucker im Mixtopf 5 Minuten / Linkslauf / 100 °C / Stufe 1 köcheln lassen. Das Kompott in eine Schüssel umfüllen und beiseitestellen.

Den Quark in einem Passiertuch gut ausdrücken. Einen weiten Topf mit Wasser füllen und mit 1 Prise Salz zum Kochen bringen.

Kartoffeln, Quark, Mehl und 1 Prise Salz im Mixtopf 2 Minuten / Stufe 4 kneten. Mit feuchten Händen aus dem Teig kleine Nocken formen und die Nocken im kochenden Wasser garen.

Inzwischen die Butter in einer großen Pfanne zerlassen und den Mohn darin leicht anrösten.

Sobald die Nocken an die Oberfläche steigen, weitere 4 Minuten bei schwacher Hitze garen. Die Quarknocken mit dem Schaumlöffel herausheben und tropfnass in der Pfanne mit der Mohnbutter schwenken.

Die Quarknocken zum Servieren mit Puderzucker bestäuben und mit dem Zwetschgen-Orangen-Kompott anrichten.

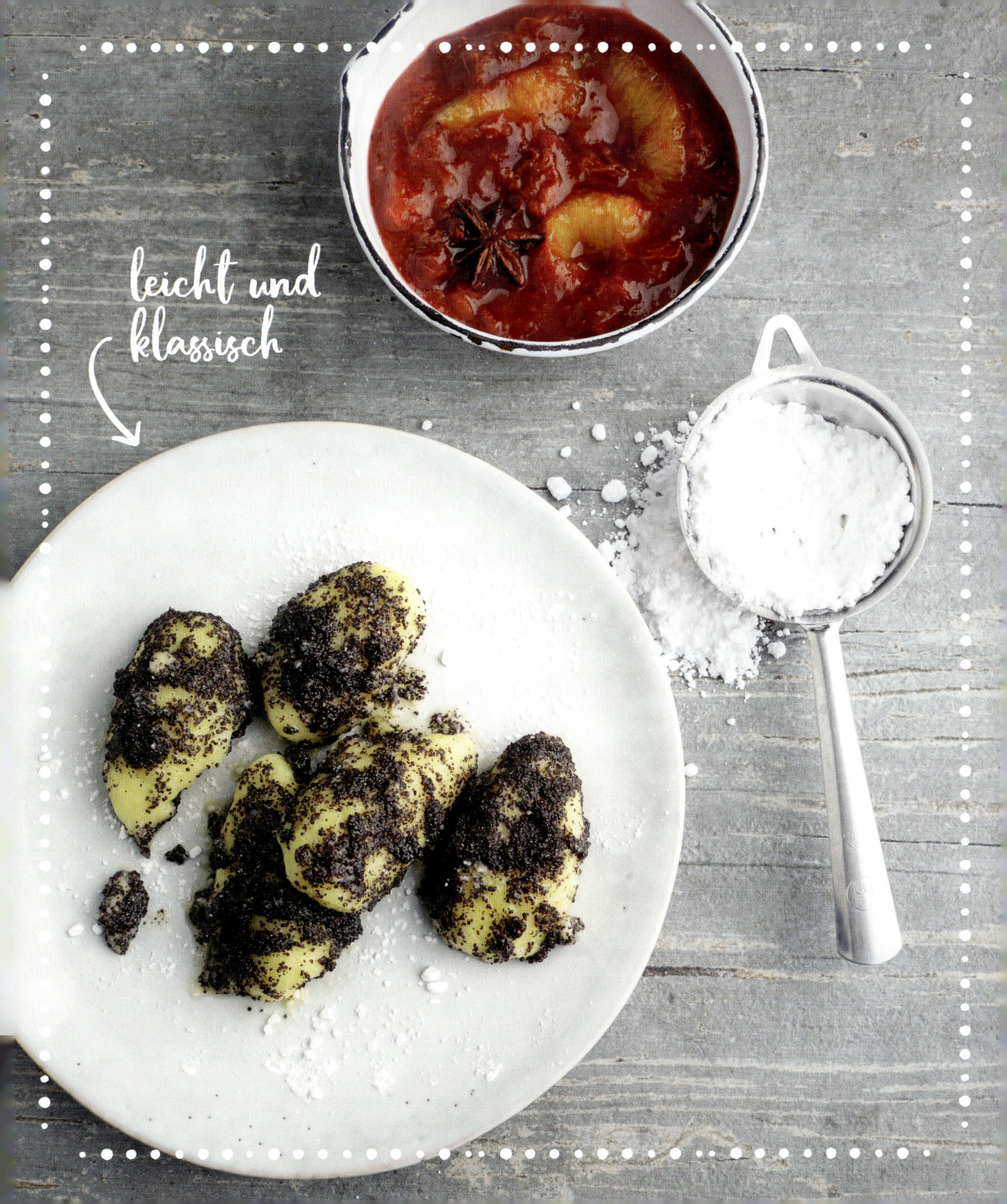
leicht und
klassisch

5-TAGE-DETOX-PLAN

Wegen Stress und Zeitmangel ernährt man sich oft ungesund: zu viel Zucker, schlechte Kohlenhydrate und Fett. Das führt zu einem unwohlen Körpergefühl, sodass man ständig müde und träge ist. Ein Teufelskreis! Dann ist es Zeit, den Körper zu entlasten und ihm frische Energie zu schenken.

Wer das Bedürfnis nach einem gesunden Powerschub verspürt, der ist hier genau richtig: Eine Woche mit wenig Kohlenhydraten und viel Vitaminen, die guttun und leicht machen. Damit kein Hungergefühl aufkommt, sind zwischendurch gesunde Snacks wie Nüsse oder Gemüsesticks erlaubt.
Dazu sollte man unbedingt ausreichend trinken und Alkohol, Kaffee und gesüßte Getränke vermeiden.

MONTAG

MORGENS	BEERENSMOOTHIE MIT CHIASAMEN	AUF SEITE 15
MITTAGS	LINSENBRATLINGE MIT BIRNEN-FENCHEL-SALAT	AUF SEITE 70
ABENDS	PETERSILIENWURZELSUPPE	AUF SEITE 40

DIENSTAG

MORGENS	HIRSEBREI MIT ORANGEN-DATTEL-KOMPOTT	AUF SEITE 08
MITTAGS	VOLLKORNPENNE MIT SCHARFER TOMATENSAUCE	AUF SEITE 52
ABENDS	MÖHREN-APFEL-SALAT	AUF SEITE 44

MITTWOCH

MORGENS	GRÜNER SMOOTHIE MIT AVOCADO	AUF SEITE 15
MITTAGS	ROTE-BETE-PUFFER MIT MEERRETTICHDIP	AUF SEITE 28
ABENDS	FRISCHE ERBSENSUPPE MIT MINZE	AUF SEITE 65

DONNERSTAG

MORGENS	PORRIDGE MIT WEIZENKEIMEN UND MANDELMILCH	AUF SEITE 06
MITTAGS	HÜHNERBRUST MIT ROTE-BETE-HUMMUS	AUF SEITE 84
ABENDS	FENCHEL-DATTEL-SALAT MIT ORANGEN	AUF SEITE 46

FREITAG

MORGENS	BLAUBEER-HONIG-SMOOTHIE MIT MANDELMILCH	AUF SEITE 14
MITTAGS	KÜRBISSUPPE MIT MANDELKNUSPER	AUF SEITE 38
ABENDS	LACHS UND SPARGEL AUS DEM AROMAPÄCKCHEN	AUF SEITE 88

· REGISTER ·

· REGISTER ·

· REGISTER ·

· IMPRESSUM ·

Kaiserstraße 14 b
D-80801 München

ISBN 978-3-89883-751-4
1. Auflage 2018

Projektleitung: Linh Nguyen
Rezepte & Texte: Barbara Bonisolli
Lektorat: Katinka Holupirek
Grafische Gestaltung: Irene Schulz
Fotografie: Barbara Bonisolli
Fotoassistenz & Bildbearbeitung: Alina Neumeier
Foodstyling: Barbara Bonisolli & Zeynep Jansen
Herstellung: Frank Jansen
Producing: Jan Russok
Druck & Bindung: Lanarepro, I-Lana

Im Buch enthaltene Fotos können zur eigenen Nutzung erworben werden unter www.stockfood.com.

Die ZS Verlag GmbH ist ein Unternehmen der Edel AG, Hamburg.
www.zsverlag.de | www.facebook.com/zsverlag

. UNSERE AUTORIN .

BARBARA BONISOLLI

Sie ist eine der bekanntesten deutschen Foodfotografinnen und seit ihrer Sendung „Mein Leben auf dem Land“ auch ein beliebtes TV-Gesicht. Weil sie so gern in der Erde wühlt, zog sie vor 13 Jahren an den Starnberger See. Mit Mann und drei Kindern, Katze, Laufenten, Hühnern und fünf Bienenvölkern genießt die leidenschaftliche Gärtnerin und begabte Köchin ihren Gemüsegarten und ihre Streuobstwiesen, pflanzt an, was später mal auf den Tisch kommt und lässt sich von der Natur für ihre Rezepte inspirieren.